职业技能培训
鉴定教材

# 产妇催乳

## CHANFU CUIRU

### 编委会名单

| 主　任 | 赵东旭 | | | | |
|---|---|---|---|---|---|
| 副主任 | 孙　羽 | 罗　辑 | 王　伟 | 叶　放 | 刘　珣 |
| | 王慧丽 | 翁胜斌 | 孟　醒 | 李文博 | |
| 委　员 | 印　璐 | 周相瓯 | 吴　鸣 | 张文超 | 周　博 |
| | 崔丽喆 | 张大维 | 任　婧 | 苑晓静 | |

### 编写人员名单

| 主　编 | 徐　红 | | | | |
|---|---|---|---|---|---|
| 副主编 | 王新宇 | 陈　娜 | 苏秋香 | 李　悦 | |
| 编　者 | 王　粮 | 管莉丽 | 刘德庚 | 刘英涛 | 丁雪梅 |
| | 侯春颖 | 田品祎 | 冯　然 | 郭芳莹 | |

中国劳动社会保障出版社

**图书在版编目（CIP）数据**

产妇催乳/人力资源和社会保障部教材办公室组织编写. —北京：中国劳动社会保障出版社，2014

职业技能培训鉴定教材

ISBN 978-7-5167-1435-5

Ⅰ.①产… Ⅱ.①人… Ⅲ.①催乳-职业技能-鉴定-教材 Ⅳ.①R271.43

中国版本图书馆 CIP 数据核字（2014）第 241562 号

**中国劳动社会保障出版社出版发行**

（北京市惠新东街 1 号　邮政编码：100029）

\*

三河市潮河印业有限公司印刷装订　　　新华书店经销

787 毫米×1092 毫米　16 开本　10.25 印张　197 千字

2014 年 10 月第 1 版　　2021 年 5 月第 11 次印刷

**定价：26.00 元**

读者服务部电话：（010）64929211/84209101/64921644

营销中心电话：（010）64962347

出版社网址：http://www.class.com.cn

版权专有　　　侵权必究

如有印装差错，请与本社联系调换：（010）81211666

我社将与版权执法机关配合，大力打击盗印、销售和使用盗版
图书活动，敬请广大读者协助举报，经查实将给予举报者奖励。

举报电话：（010）64954652

# 编 者 的 话

母乳是造物主赐予人类最珍贵的礼物，也是婴儿最天然的营养食品。当把新生儿放在妈妈胸前的一瞬间，妈妈就会惊喜地发现，小宝贝可以在妈妈的温柔抚摸下迅速找到乳房，他（她）的小手还会温柔地抚摸乳房，从而刺激妈妈体内催乳素和催产素的分泌与释放。这一刻，妈妈会感觉自己是世界上最幸福的女人。

随着女性工作和生活压力的增大，越来越多的白领女性选择用奶粉代替母乳喂养婴儿。有些年轻妈妈在广告的作用下，误认为配方奶粉的营养优于母乳，甚至有的新妈妈采取提前断奶的行为，强制婴儿食用奶粉。事实上，母乳含有丰富而独特的营养元素及活性物质，其复杂而合理的营养成分搭配最适合婴儿的需求，任何奶粉都难以望其项背。

"奶粉门"事件的曝光，让母乳喂养这个出自人类本性、好处也不言自明的行为也重新成为社会各界讨论的热点。尽管目前全球都在大力推行母乳喂养，但由于种种原因，仍有 30％～40％的婴儿无法获得母乳喂养，母亲没有乳汁分泌、早产儿或低出生体重儿等特殊婴儿不能吸吮母乳等。据统计，在正常分娩的初产妇中，约有 40％的人发生缺乳现象，在剖宫产的产妇中缺乳的发生率高达 85％。

随着准妈妈对母乳喂养需求的越发迫切，催生了产妇催乳师这一新兴职业。《产妇催乳》一书也由此孕育而生。本书不仅可以作为产妇催乳师的培训教材，还对准妈妈和新妈妈在催乳与哺乳方面起到重要的指导作用。

具体而言，通过阅读本教材可以帮助产妇更好地了解婴儿需要喂奶的信号，帮助产妇克服哺乳障碍；帮助产妇更深入地理解产妇产后乳房常见问题的类型及表现形式，以及如何帮助产妇催乳、挤奶和储存乳汁，如何选择适用的吸乳器等常见问题。

最后，希望本教材能让产妇树立母乳喂养的信心，帮助新妈妈顺利度过哺乳期，成就伟大母亲的美好愿望。

编 者

# 目　录

# 第一章 基础知识

## 引导语

产妇催乳师是对专门从事催乳职业人员的一种称呼，又称催奶师、揉奶师，是随着社会的进步和人们对母乳喂养认可而催生出来的，是运用生理、中医、营养等相关知识，通过饮食、经络穴位按摩、心理疏导等技术和方法，帮助产妇解决无乳、少乳、乳汁淤积等问题，并进行母乳喂养指导的从业人员。

产妇催乳师应遵守产妇催乳工作的职业道德，掌握沟通技巧，为顺利完成催乳工作打下基础。

# 第一节 概 述

**培训目标**

1. 掌握产妇催乳师的职责。
2. 明确产妇催乳师的服务对象，做好服务工作。

## 一、产妇催乳师的职业定义

产妇催乳师是指运用科学的专业方法，帮助产妇产后开奶、催乳、回乳及乳房护理，并指导产妇进行产后形体恢复及产后母乳喂养指导的专业人员。

## 二、产妇催乳行业的市场前景

### 1. 市场潜力

国内现有的催乳技术仅停留在老式的揉奶方法上，揉奶力度大、时间短，产妇十分痛苦，而且安全系数低，甚至直接导致乳腺炎的发生，剥夺了母乳喂养的机会，有损婴儿的

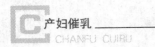
身心健康。所以，专业产妇催乳师作为新兴的朝阳职业，就业前景十分广阔，市场需求量大，灵活性强，就业快、影响力大。

### 2. 市场前景

根据资料显示，全国每年有近两千万名婴儿出生，整个市场处于供小于求的状态。一般一个中等城市需要近百名产妇催乳师，省会城市和直辖市这样的一线城市对产妇催乳师需求量会更大，而且产妇在整个哺乳期都需要产妇催乳师的定期服务，才能保障乳汁的顺畅分泌，婴儿才能获得健康、充足的乳汁并茁壮成长。因此，产妇催乳师的市场前景广阔，极其乐观。

## 三、产妇催乳师的工作职责

产妇催乳师的主要工作职责是：

1. 正确判断产妇的母乳喂养问题，鼓励产妇母乳喂养，并帮助产妇树立母乳喂养的信心。

2. 根据产妇的哺乳问题进行专业护理和操作，并针对产妇的特点和心理状态进行心理疏导。

3. 采取科学有效的方法对产妇进行正确催乳处理，并在处理过程中观察效果和发现新的情况，及时修改治疗方案，预防并发症。

4. 向产妇宣传科学育婴和母乳喂养知识，并进行保健指导及咨询工作。

## 四、产妇催乳师的服务对象

乳房生理结构正常、身体健康但产后却无法哺乳的产妇，都是产妇催乳师的服务对象，具体见表1—1。

表 1—1　　　　　　　　　　　　产妇催乳师的服务对象

| 产妇类型 | 催乳目的 |
| --- | --- |
| 产后无乳的产妇 | 促进乳汁的分泌 |
| 产后乳汁少的产妇 | 增加乳汁的分泌 |
| 产后乳汁淤积的产妇 | 疏通乳腺管，指导排乳方法，达到消除肿块的目的 |
| 乳头凹陷、扁平、附乳、巨乳等乳房异常 | 使用正确方法帮助产妇进行正常的哺乳 |

续表

| 产妇类型 | 催乳目的 |
|---|---|
| 乳头皲裂的产妇 | 进行及时护理、正确排乳、加速愈合 |
| 患急性乳腺炎的产妇 | 消炎、止痛后，通过按摩穴位、外敷等方式，排乳顺畅、减轻疼痛、使炎症快速康复 |

### 温 馨 提 示

最佳催乳按摩时间

1. 自然产：产后第二天可以催乳按摩。

2. 剖宫产：产后第三天可以催乳按摩。

3. 在整个哺乳期内，凡无乳腺疾病及其他不宜哺乳问题的产妇可随时催乳按摩。

# 第二节 岗 位 要 求

**培训目标**

1. 了解产妇催乳师的职业道德要求。

2. 掌握产妇催乳师应具备的礼仪和沟通技巧。

3. 掌握产妇催乳师应有的素质。

## 一、产妇催乳师的从业条件

1. 掌握一定的母婴护理知识。

2. 态度积极，和蔼可亲，动作准确，力度轻柔，说话文雅。

3. 仪表整洁，性格开朗，有耐心，热爱本职工作，全心全意为客户服务，工作认真负责，对服务对象关心体贴。

4. 具有较丰富的中、西医学专业的基础知识和操作技巧以及心理学知识，并具有宣传和指导产妇及家属科学育婴、母乳喂养知识的能力。

5. 身体健康，无传染病。

## 二、产妇催乳师的职业道德规范

1. 遵守国家法律法规和社会公德，维护客户的合法权益，积极主动，讲究信用，坦诚相见，宽以待人。

2. 尊重客户，热情和蔼，忠诚本分。

3. 树立良好的服务形象，明确服务宗旨，增强服务意识，做到爱岗敬业（精业、勤业、敬业）。

4. 勤奋好学，精益求精。

## 三、产妇催乳师的礼仪和沟通技巧

### 1. 职业仪表礼仪

（1）面部洁净，可化生活淡妆，避免浓妆艳抹。

（2）头发干净整洁，长发要束起。

（3）手部光滑细腻，不留长指甲、不染指甲、不戴饰物。

（4）勤洗澡，勤漱口、口腔无异味。

（5）着装得体大方，避免过分裸露。

（6）工作服要干净整洁。

（7）入产房要穿上鞋套。

### 2. 体态礼仪

（1）站姿

站立时要挺直、舒展，给人一种端正、庄重的感觉。

（2）坐姿

入座时动作要轻而缓，身体不可前后左右摆动，不跷二郎腿或抖腿，应并膝或小腿交叉端坐。

（3）走姿

步伐轻快，不要手插裤袋。

### 3. 礼貌礼仪

（1）介绍的礼仪

1）当被介绍给他人时，应该注视着对方，显示出想结识对方的诚意。等介绍完毕后，可以说"您好""幸会"等客气话表示友好。

2）自我介绍时，可主动打招呼说"您好"来引起对方注意，然后说出自己的姓名、身份。

3）介绍的肢体语言（如眼神、表情、手势、站姿等）要协调配合。

（2）名片递交礼仪

1）递名片给他人时要郑重。应起身站立，走上前去，使用双手或者右手，将名片正面面对对方，交予对方。可以说："请多指教""多多关照""今后保持联系""我们认识一下吧"，或是先做一下自我介绍。

2）接受他人的名片。当他人表示要递名片给自己或交换名片时，应立即停止手中所做的其他事情，起身站立，面含微笑，目视对方。接受名片时，应双手接或以右手接过，切勿单用左手接过。

3）接过名片，首先要看。这一点尤为重要。若有疑问，则可当场向对方请教。

## 4. 沟通技巧

（1）语言沟通技巧

语言是人类综合素质的体现。掌握了语言艺术，就为打开成功之门提供了钥匙。产妇催乳师在与产妇及其家人沟通时要注意以下几点：

1）应做到态度谦虚，实事求是，富有特色，忌夸夸其谈。

2）充满自信，落落大方。要敢于正视对方的眼睛，态度诚恳，自然亲切，友好随和。

3）正确地称呼对方。忌在没有搞清楚家庭关系时任凭猜测称呼，避免错误称呼带来不必要的尴尬。

4）口齿清晰，尽量讲普通话，使用礼貌问候语。

5）诚心赞美，真诚地夸赞婴儿及产妇。

6）沟通时应避免冷淡的、没感情的、否定性的话语及说他人的坏话。

（2）非语言沟通技巧

人们可以利用肢体语言来向对方表达意图，这就是非语言沟通。非语言沟通具有重复、加强、补充、规范语言沟通的功能。非语言沟通技巧有以下几点：

1）面带微笑。一个友好真诚的微笑，会传递给他人高兴、喜悦、同意、尊敬的信息，并能显示出自己的自信心。自然的微笑可以消除由于陌生、紧张带来的障碍。

2）在沟通中保持和客户的目光接触。要常看对方的眼睛，并点头回应。

3）交谈中身体略微倾向于对方，以表示热情和兴趣。

（3）倾听的技巧

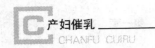

沟通是双向的，产妇催乳师在沟通中要做到用心倾听，努力做到三分说、七分听。产妇催乳师不要过多地陈述自己的观点，要做到用心倾听客户的倾诉，通过倾听发现客户的问题所在。做一个好的倾听者需要做到以下几个方面：

1）消除外在与内在的干扰。倾听技巧必须把注意力完全放在对方身上，才能掌握对方的肢体语言，明白对方说了什么，以及对方的话所表达的含义。

2）鼓励对方先开口。首先，倾听别人说话本来就是一种礼貌，愿意听表示自己愿意客观地考虑别人的看法，这会让说话的人觉得倾听者很尊重他的意见；其次，鼓励对方先开口可以降低谈话中的竞争意味，因为倾听可以营造开放的气氛，有助于彼此交换意见；最后，让对方先提出他的看法，就有机会在表达自己的意见之前，掌握双方意见一致之处。

3）非必要时，避免打断他人的谈话。

4）听取关键词。关键词指的是描绘具体事实的字眼，这些字眼透露出某些信息，同时也显示出对方的兴趣和情绪。通过关键词，可以看出对方喜欢的话题，以及说话者对人的信任。

5）反应式倾听。反应式倾听指的是重述刚刚听到的话，这是一种很重要的沟通技巧。是让对方觉得自己很重要，能够掌握对方说话的重点，让对话不至于中断。

6）弄清楚各种暗示。很多人都不敢或不愿直接说出自己真正的想法和感觉，他们往往会运用一些叙述或疑问，百般暗示，来表达自己内心的看法和感受。遇到暗示性强烈的话，就应该鼓励说话的人再把话说得清楚一点。

（4）察言观色的技巧

察言观色是人际交往中的基本技巧，在交际中要注意察言观色，随机应变。人们可以利用观察肢体语言了解别人。"眼色"是"脸色"中最应关注的重点。

（5）沟通中的注意事项

1）避免说错话。说话前要先思考，想想自己想说什么、该说什么和怎么说。

2）避免争上风。产妇催乳师在服务客户的过程中会遇到不同行业的人，应避免在和他人交谈时从其话语中寻找漏洞，纠正他人错误，借以炫耀自己。

## 四、产妇催乳师的职业素养

1. 热爱本职工作，全心全意为客户服务。

2. 工作认真负责，对服务对象要关心体贴。

3. 态度和蔼可亲，动作熟练、轻柔，说话柔声细语。

4. 全面掌握专业知识和按摩手法，会处理产妇哺乳期的乳房常见问题。

5. 具有不畏难、不怕付出的态度（很多产妇催乳师都不愿接纳患有乳腺炎的产妇，这里有两个原因：一是自身的手法技术未过关，并不能真正解决问题；二是有的可以解决却不愿意做出更多的付出。产妇得了乳腺炎是非常痛苦的，即使是去医院打针吃药也不能彻底解决问题，以后着急上火还会再犯。好的产妇催乳师应该宁愿自己辛苦一些，尽力去帮助产妇解决问题）。

6. 要有爱心，更要有责任心。

7. 能通过与产妇的沟通，了解产妇乳房出现的问题，并能给予相应处理。

8. 能在产妇哺乳期遇到任何有关哺乳的问题时，给予准确解答。

# 第三节 相关法律法规

**培训目标**

1. 了解并掌握妇女权益保障法的相关规定。
2. 熟悉国家母婴保健法的相关服务内容。
3. 了解劳动法对哺乳期女性的相关规定及要求。

## 一、妇女权益保障法

《中华人民共和国妇女权益保障法》是我国第一部以妇女为主体，全面保护妇女合法权益的法律，是我国人权保护法律体系的重要组成部分。其中，有如下规定：

第二十六条 任何单位均应根据妇女特点，依法保护妇女在工作和劳动时间的安全和健康，不得安排不适合妇女从事的工作和劳动。

妇女在经期、孕期、产期、哺乳期受特殊保护。

第二十七条 任何单位不得因结婚、怀孕、产假、哺乳等情形，降低女职工的工资，辞退女职工，单方解除劳动（聘用）合同或者服务协议。但是，女职工要求终止劳动（聘用）合同或者服务协议的除外。

各单位在执行国家退休制度时，不得以性别为由歧视妇女。

## 二、母婴保健法

### 1. 《中华人民共和国母婴保健法》

《中华人民共和国母婴保健法》第三章第十四条规定：医疗保健机构应当为育龄妇女和

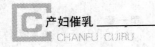
孕产妇提供孕产期保健服务。孕产期保健服务包括下列内容：

（1）母婴保健指导：对孕育健康后代以及严重遗传性疾病和碘缺乏病等地方病的发病原因、治疗和预防方法提供医学意见。

（2）孕妇、产妇保健：为孕妇、产妇提供卫生、营养、心理等方面的咨询和指导，以及产前定期检查等医疗保健服务。

（3）胎儿保健：为胎儿生长发育进行监护，提供咨询和医学指导。

（4）新生儿保健：为新生儿生长发育、哺乳和护理提供医疗保健服务。

### 2.《中华人民共和国母婴保健法实施办法》

（1）《中华人民共和国母婴保健法实施办法》第三章第十八条规定：医疗、保健机构应当为孕产妇提供下列医疗保健服务：

1）为孕产妇建立保健手册（卡），定期进行产前检查；

2）为孕产妇提供卫生、营养、心理等方面的医学指导与咨询；

3）对高危孕妇进行重点监护、随访和医疗保健服务；

4）为孕产妇提供安全分娩技术服务；

5）定期进行产后访视，指导产妇科学喂养婴儿；

6）提供避孕咨询指导和技术服务；

7）对产妇及其家属进行生殖健康教育和科学育儿知识教育；

8）其他孕产期保健服务。

（2）《中华人民共和国母婴保健法实施办法》第四章第二十八条规定：

1）国家推行母乳喂养。医疗、保健机构应当为实施母乳喂养提供技术指导，为住院分娩的产妇提供必要的母乳喂养条件；

2）医疗、保健机构不得向孕产妇和婴儿家庭宣传、推荐母乳代用品。

（3）《中华人民共和国母婴保健法实施办法》第四章第二十九条规定：

1）母乳代用品产品包装标签应当在显著位置标明母乳喂养的优越性；

2）母乳代用品生产者、销售者不得向医疗、保健机构赠送产品样品或者以推销为目的有条件地提供设备、资金和资料。

（4）《中华人民共和国母婴保健法实施办法》第四章第三十条规定：妇女享有国家规定的产假。有不满1周岁婴儿的妇女，所在单位应当在劳动时间内为其安排一定的哺乳时间。

## 三、劳动法关于哺乳规定

中华人民共和国国务院令第619号颁发的《女职工劳动保护特别规定》2012年4月18

日起施行，其中有如下规定：

第九条 对哺乳未满1周岁婴儿的女职工，用人单位不得延长劳动时间或者安排夜班劳动。用人单位应当在每天的劳动时间内为哺乳期女职工安排1小时哺乳时间；女职工生育多胞胎的，每多哺乳1个婴儿每天增加1小时哺乳时间。

第十条 女职工比较多的用人单位应当根据女职工的需要，建立女职工卫生室、孕妇休息室、哺乳室等设施，妥善解决女职工在生理卫生、哺乳方面的困难。

## 温 馨 提 示

世界母乳喂养宣传周

世界母乳喂养宣传周为每年8月1—7日，是由世界母乳喂养行动联盟组织发起的一项全球性活动，旨在促进社会和公众对母乳喂养重要性的正确认识和支持母乳喂养。

母乳喂养宣传周是为了纪念1990年8月世界卫生组织和联合国儿童基金会决策者保护、促进和支持母乳的伊诺森蒂宣言。目前，有170多个国家和地区在8月1—7日庆祝世界母乳喂养宣传周，以便在世界各地鼓励母乳喂养并改善婴儿健康。母乳喂养是为新生儿提供他们所需营养的最佳方式。世界卫生组织建议，在婴儿出生后6个月内完全进行母乳喂养。

全国母乳喂养宣传日

1990年5月10日，卫生部在北京举行了母乳喂养新闻发布会，确定每年5月20日为"全国母乳喂养宣传日"。这是由国家卫生部为保护、促进和支持母乳喂养而设立的一项重要活动，也是献给所有哺乳母亲与她们孩子的节日。呼吁全社会都来关注和支持母乳喂养的观念，让母亲和宝宝建立更亲密的关系！

## 本 章 习 题

1. 产妇催乳师的工作职责包括哪些内容？
2. 产妇催乳师应学会哪些沟通技巧？
3. 对一名合格的产妇催乳师的素质要求有哪些？
4. 了解并掌握我国母婴的相关权益及法律规定。

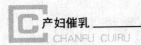

本章纪要

# 第二章 母乳喂养指导

## 引 导 语

　　母乳是上天赐予婴儿的最完美的食物，母乳哺育对孩子本身及母亲、家庭都有非常大的好处。正确指导产妇的喂奶姿势，使产妇能够顺利产乳和轻松完成哺乳的过程。如果出现乳汁过多或婴儿不在身边、产妇要工作等情况，应让产妇学会挤奶、使用吸奶器和乳汁保存的方法。掌握母乳成功喂养的方法和技巧，帮助产妇顺利进行哺乳。

## 第一节　母乳喂养的意义

**培训目标**

1. 了解母乳喂养对产妇及婴儿的好处。
2. 了解母乳喂养对社会及家庭的好处。

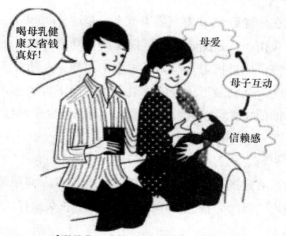

哺喂母乳，对亲子的身体及心理健康都有很大助益，是既经济又实惠的食物。

# 一、母乳喂养对产妇的好处

### 1. 有助于产后体型恢复

现在有很多人认为母乳喂养会影响体形，使得一部分注重形体美的现代女性放弃了母乳喂养。实际上，哺乳不仅不会影响母亲的健美和体形，反而有益于消耗产妇过多的脂肪堆积。因为在怀孕期间孕妇的体重不断增长，为生产及喂养婴儿储存了大量的能量。如果进行正常的母乳喂养，储存的能量就会逐渐地消耗。同时，在哺乳时释放的激素可以促进子宫很快地恢复到正常。

### 2. 减少乳腺癌的发生

婴儿对乳房的反复吸吮，可以使乳腺管畅通，降低乳腺癌和卵巢癌的发病率，甚至会消除原来的乳腺增生。一项新的研究表明，对孩子母乳喂养的时间长短是影响妇女患乳腺癌发病概率的重要因素，甚至超过了遗传因素。这项研究发现，妇女如果对自己的每个孩子母乳喂养超过 6 个月以上，就可以降低患乳腺癌概率 5%，即使她们有乳腺癌的家族病史。专家们说，这项发现有助于解释 20 世纪发达国家乳腺癌发病率大幅上升的现象。在发达国家，过去的一百年间，哺乳方式有了很大变化，同时，乳腺癌发病率也有了很大增长。

### 3. 有利于产后子宫复位及减少产后出血

产后出血是指产妇在分娩后 24 h 内，阴道流血量超过 500 mL，一般可分为四类：一是子宫乏力；二是软产道裂伤；三是胎盘滞留；四是凝血功能障碍。如果抢救不及时，会造成死亡。产后出血还会使产妇抵抗力下降，易发生产褥感染，治疗不当会造成后遗症。缩宫素的分泌和婴儿的吸吮，会刺激母体分泌催乳素而引起子宫收缩，减少出血，使恶露尽早结束。所以，产后早期的哺乳可以刺激子宫收缩，从而减少出血量。

### 4. 推迟更年期的到来

女性一生的雌激素是有限的，如果采用纯母乳喂养，可以抑制雌激素排卵，产生哺乳闭经期，达到节约雌激素的目的，推迟更年期，让女性更长久地保持青春和靓丽。

### 5. 节省开支，经济方便

从经济角度看，母乳喂养不用每月高额的配方奶粉费用；从体力和时间上，任何时间母亲都能提供温度适宜的乳汁给婴儿，不需要消毒，不需要加热，不用怕太热、太凉，方便安全。

## 二、母乳喂养对婴儿的好处

### 1. 增强婴儿免疫力，降低疾病的感染率

母乳喂养可减少或消除食物暴露在外接触容器的机会，更重要的是，母乳中含有分泌型抗体及其他具有微生物、促进免疫系统、成熟及保护新生儿消化系统的活性因子，从而抵抗感染疾病，特别是呼吸道及消化道的感染。

研究证明，在婴儿出生后的前 6 个月，给予全母乳喂养可明显降低婴儿的发病率及死亡率，特别是防止婴儿腹泻。

### 2. 有助于婴儿的智力发育

母乳喂养有益于婴儿大脑发育，因为母乳中含有婴儿大脑发育所必需的脂肪酸，而在哺乳过程中，母亲的声音、心跳、气味和肌肤的接触能刺激婴儿的大脑，促进婴儿早期的智力开发。

美国的一项最新研究认为，母乳喂养对婴儿的大脑发育有好处。研究人员用核磁共振成像扫描检查了 133 名儿童的大脑发育情况，从他们 10 个月大一直到 4 岁。2 岁时，跟配方奶粉喂养和混合喂养的孩子相比，纯母乳喂养了至少 3 个月的婴儿，大脑关键区域的发育水平更高。发育优势最明显的区域跟语言、情感功能和思维能力有关。

研究人员发现，母乳喂养与非母乳喂养的婴儿相对比，脑白质增长差别是 20%～30%。这么早就有那么大的差异，是很惊人的。除了脑成像，研究人员给年龄较大的儿童做了思维能力测试，发现母乳喂养的孩子，语言能力、动作控制能力以及视觉感知能力都较强。研究人员还发现，跟母乳喂养不到 1 年的婴儿相比，母乳喂养超过 1 年的婴儿，大脑发育明显更快，尤其是控制运动技能的区域。

母乳喂养有利婴儿大脑发育，这一研究并不是首例。但这是首个针对健康幼儿的相关大脑成像研究。研究人员说，他们想看看这一差别是何时开始发生的，结果表明，几乎从一开始就存在。母乳喂养对儿童大脑发育的好处，再次得到证明。

### 3. 促进亲子关系及婴儿心理健康

在哺乳过程中，通过每次对婴儿皮肤的接触、抚爱、目光交流、微笑和语言，潜移默化地进行母子之间的交流，有助于婴儿的情绪稳定。

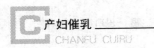
### 4. 减少婴儿的过敏概率

现在由于大气污染等多种原因诱发过敏体质的婴儿越来越多，除了遗传、环境的影响外，与母乳喂养率低也有很大关系，因为配方奶粉虽然是模仿母乳配比，但还是有一定的差异。当人体接触到外来物质时，体内的防御细胞会进行监测。假使防御细胞认定外来物质有可能威胁到人体安全时，就会产生抗体，当抗体和抗原进行对抗时，就非常容易以过敏的形式表现出来。

## 三、母乳喂养对家庭的好处

### 1. 哺乳既满足婴儿又方便产妇

喂过奶的产妇都知道，没有什么比母乳来得更方便。婴儿一哭，产妇抱起来撩开衣服就能喂，而不必手忙脚乱地烧开水、冲奶粉、热奶或者等待奶粉降温。婴儿的心理特点之一就是一旦有需求，就必须马上满足，他们未成熟的身体既不懂得也不适合等待。肚子饿时马上吃到香甜的母乳，会让婴儿更好地建立起对人生的信任感。喂母乳既能省去准备奶粉的麻烦，也能够免除婴儿的哭声而引起产妇的内疚与焦虑。

特别是在夜间，喂母乳能够让全家人都睡得更安稳。尤其方便的是在旅行途中，不必担心开水供应、奶瓶消毒、喂奶用具的清洁等问题。

### 2. 增进家庭成员之间的感情

母乳喂养能够增进家庭成员之间的感情，有利于稳定家庭关系。这是因为，看起来哺乳只是忙了产妇一个人，实际上是忙了一家人，使家庭成员在母乳喂养当中明确了分工，产妇的职责是喂奶，其他成员的职责是照顾产妇。

同时，也使家庭成员对母乳喂养增强了感性认识和理性认识，体验到母乳是婴儿最好的食物。

## 四、母乳喂养对社会的好处

### 1. 母乳喂养经济实惠，减少资源浪费

母乳喂养节约了代乳品、儿童保健和计划生育等方面的各种不必要的消费。

近些年，由于人们对母乳喂养认识不足，造成奶粉需求量上升，从而引起奶粉价格上

涨，其上涨速度是牛奶价格上涨的 6 倍。一个吃奶粉的婴儿，每个月要吃掉 1 000 多元的奶粉，一年就是 1 万多元。另外，再加上奶瓶、消毒用具、提早添加辅食、避孕工具等方面的附加费用，还有为烧开水和消毒奶瓶而缴纳的电费、燃气费等，可算是一笔不小的支出。

### 2. 母乳喂养安全、卫生、利于环保

母乳喂养安全卫生是人所共知的事情。这是因为母乳清洁无菌、无毒（在母亲身体健康的情况下），不像人工喂养那样担心奶粉和用具的安全和卫生。

母乳喂养对人类回归大自然和恢复整个自然界生态平衡具有非常深远的社会意义。人工喂养对环境造成的污染是多方面的，有婴儿吃奶粉后废弃的塑料袋、塑料桶、金属盒（桶），还有奶粉厂的废水、废料、废气等。

### 3. 母乳喂养能够促进人口素质的提高

母乳喂养降低了婴儿的发病率和死亡率，提高了妇幼保健水平。母乳喂养增强了婴幼儿的体质，并且有利于儿童心理素质的成长，从而促进了社会人口素质的提高。

# 第二节　母乳喂养技巧

**培训目标**

1. 了解自然产产妇正确哺乳的姿势。
2. 能够指导剖腹产产妇正确哺乳的姿势。
3. 能够指导产妇并帮其成功哺乳。

## 一、自然产产妇哺乳的姿势

正确的母乳喂养姿势对母乳喂养的顺利进行有很大的帮助，在产妇母乳喂养时，产妇抱婴儿的姿势有很多种，产妇可以每种都试试，选择一种产妇和婴儿感觉都最舒适的姿势。

无论选择哪种姿势，请确定婴儿的腹部是正对产妇的腹部，这有助于婴儿正确地"吮住"或"攀着"。也不要仅以双手抱着婴儿，应将婴儿搁在产妇的大腿上，否则，哺乳后产妇容易腰酸背痛，影响休息。

母乳喂养虽然是世界上最自然的行为之一，但也需要练习，练习的第一步就是找到最适合的母乳喂养姿势。

以下是一些经过充分验证的母乳喂养的最佳姿势：

### 1. 摇篮式哺乳法

摇篮式哺乳法是一种轻松且常用的哺乳姿势，它需要哺乳产妇用臂弯托住婴儿的头部。产妇坐在有扶手的椅子或床上（靠着枕头），把脚放在矮凳、咖啡桌或其他高些的平面上，避免身体向婴儿倾斜。产妇把婴儿放在大腿（或大腿上的枕头）上，让婴儿可以侧面躺着，脸、腹部和膝盖都直接朝向产妇，把婴儿下面的胳膊放到产妇胳膊的下面，如图 2—1 所示。

如果婴儿吸吮产妇的右侧乳房，就把婴儿的头放在产妇右臂的臂弯里，把前臂和手伸到婴儿后背，托住婴儿的颈部、脊柱和臀部。让婴儿的膝盖顶在产妇的身上或左胸下方，婴儿应该是水平或以很小的角度平躺着。

最适合人群：摇篮式往往最适合顺产的足月婴儿。有些产妇说这种姿势很难引导新生儿找到乳头，所以产妇可能更愿意等到婴儿 1 个月左右颈部肌肉足够强壮之后，才采用这个姿势，而剖腹产的产妇可能会觉得这种姿势对腹部的压力过大。

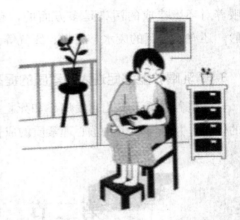

图 2—1　产妇自己的姿势要舒服而有支撑

### 2. 半躺式哺乳法

半躺式哺乳法是指产妇把婴儿横倚着在自己的腹部，脸朝向乳房，婴儿后面可以垫一个枕头或哺乳垫，产妇的背后用枕头垫高上身，斜靠躺卧，产妇用手臂托起婴儿的背部，手靠在婴儿后面的枕头上，以便婴儿的嘴巴可以衔住产妇的乳头（见图 2—2）。

最合适人群：这种方式适合于分娩后头几天，产妇坐起来仍有困难，而以半躺式的姿势哺乳的婴儿最为适合。

### 3. 侧卧式哺乳法

侧卧式哺乳法是指婴儿的爸爸或其他帮手在产妇身后放几个枕头作为支撑，也可以在头和肩膀下面垫个枕头，在弯曲的双膝之间再夹一个，其目的是要使后背和臀部在一条直线上。

让婴儿面朝产妇，用产妇身体下侧的胳膊搂住婴儿的头，把婴儿抱近产妇。或者也可以把身体下侧的胳膊枕在自己头下，以免碍事，而用身体上侧的胳膊扶着婴儿的头。如果

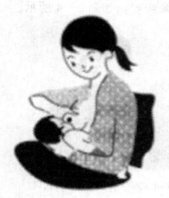 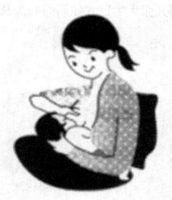

让婴儿的脸、胸及腹部面向产妇　　　　让婴儿靠近乳房，并托住他的臀部

图 2—2　半躺式抱法

婴儿还需要再高一些，离产妇的乳房更近一点，可以用一个小枕头或叠起来的毯子把婴儿的头垫高。如果姿势正确，婴儿应该不费劲就能够到产妇的乳房，产妇也不需要弓着身子才能让婴儿吸到奶（见图 2—3）。

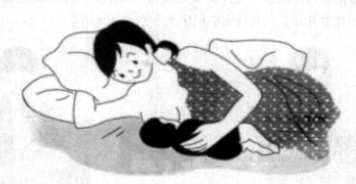

躺着喂奶是最舒服方便的姿势

图 2—3　卧位式

最适合人群：如果是剖腹产或分娩时出现过难产、坐着不舒服、白天晚上都在床上喂奶，产妇可能会愿意躺着喂。

## 二、剖腹产产妇哺乳的姿势

### 1. 床上环抱式

产妇取坐位或半坐卧位，在身体的一侧放小棉被或枕头垫到适宜高度，同侧手抱住婴儿，婴儿下肢朝产妇身后，臀部放于垫高处，胸部紧贴产妇胸部，产妇对侧手以"C"字形

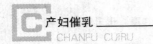
托住乳房，婴儿张大嘴巴含住同侧乳头及大部分乳晕吸吮，如图 2—4 所示。

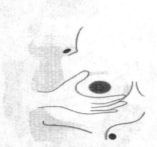
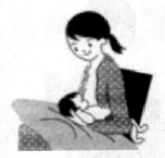

C形握法使婴儿更容易吸吮　　　床上环抱式哺乳方法避免触碰伤口

图 2—4　床上环抱式

### 2. 床下橄榄球式哺乳法

病房坐椅一般放于床边，产妇坐于椅上靠近床缘，身体紧靠椅背，以使背部和双肩放松，产妇身体的方向要与床缘呈一夹角。婴儿放在产妇床上，可用棉被或枕头垫到适宜高度，产妇环抱式抱住婴儿哺乳，其他姿势同床上环抱式（见图 2—5）。

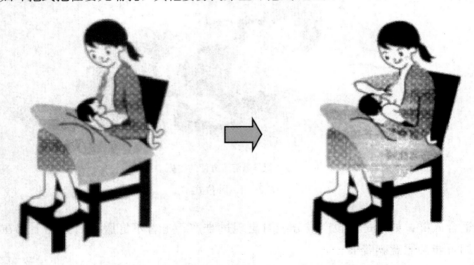

床下橄榄球式抱法或变换式橄榄球式抱法，比较不容易触碰到刀口

图 2—5　床下橄榄球式

### 3. 侧卧式

疲倦时可躺着喂奶。身体侧卧，让婴儿面对产妇的乳房，用一只手揽着婴儿的身体，另一只手将奶头送到婴儿嘴里。这种方式适合于早期喂奶，也适合于经过剖腹产手术的产

妇，避免压迫刀口，如图 2—6 所示。

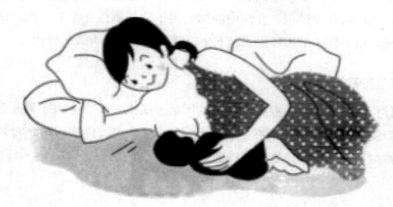

侧卧式哺乳法对剖腹产产妇而言，是最适宜的哺乳方式

图 2—6　侧卧式

## 三、哺乳的要求

### 1. 产妇喂奶的体位直接影响婴儿含接姿势

产妇喂奶采取平卧位时，由于重力作用，乳房显得较平坦，乳头及周围乳晕不易凸起，婴儿不易含住乳头及大部分乳晕，且婴儿面向产妇，脸朝下，要承受头部的重力，婴儿感觉不适；侧卧位，也不利于达到婴儿正确的含接姿势，容易出现乳头疼痛及乳损现象。

坐位哺乳是最佳体位，剖腹产产妇由于最初几天腹部刀口疼痛，此体位受到一定的限制，常呈半坐卧位姿势。

传统的横抱式坐位喂奶，产妇既要抱住婴儿身体，有刀口的腹部又要承受婴儿体重的压力和摩擦，产妇劳累、紧张，较难控制婴儿的头部，因此，婴儿含接姿势受到一定的影响。环抱式坐位喂奶，婴儿体重受垫高处支撑，产妇只需抱住婴儿上半身，减轻了产妇抱婴儿的负担，消除了紧张、恐惧感，并能很好地控制婴儿头部，使婴儿胸部能更好地贴近产妇的胸部，婴儿极易含住乳头及大部分乳晕，进行有效吸吮。

### 2. 有效吸吮可增强产妇的信心

有效吸吮，婴儿含住了全部乳头及大部分乳晕，在口腔内形成了"长奶头"，不易出现乳头疼痛及乳损现象，产妇、婴儿感觉舒适。舒适松弛的体位、有效地吸吮还可促进催乳素的分泌，有利于乳房的排空，乳汁分泌增加。产妇喂奶有满足感，增强了母乳喂养的信心。

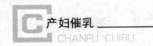
反之，无效的吸吮、产妇疼痛及乳头损伤，体位不适、心理压力加重、自信心差，可抑制射乳反射，乳房内乳汁淤积，乳汁中的抑制因子使细胞停止泌乳，乳汁减少，自信心更差。观察发现，扁平乳头采用环抱式床下坐位喂奶也能达到有效的吸吮。

### 3. 喂奶体位影响刀口愈合

母乳喂养体位对腹部刀口的愈合有一定的影响。横抱式喂奶法由于婴儿腹部紧贴产妇腹部，腹部刀口受压、摩擦，特别在剖宫术后 4～9 天，刀口疼痛缓解，对刺激感觉不敏感，有的甚至擦脱敷料才发现，造成刀口感染，影响刀口愈合。

## 四、成功哺乳的方法

### 1. 产妇催乳师在指导产妇哺乳时应告知产妇的事项

（1）喂奶时，婴儿的头与身体应在一条直线上，颈部不要扭曲。

（2）婴儿的脸迎面对着乳头。

（3）产妇应抱着婴儿，让婴儿身体紧贴着产妇，婴儿与产妇的身体形呈 45°角，下颌贴着乳房。

（4）若婴儿刚出生不久，喂奶时，产妇不要只托着婴儿的头、肩膀，还应托着婴儿的臀部。

（5）要让婴儿吸吮完一侧乳房的乳汁后，再吸吮另一侧。若婴儿吸完一侧就不吸了，应把另一侧乳房乳汁排空，下次喂奶时，就从另一侧先吸吮。

（6）确认婴儿已经吃饱但乳房还有余奶时，可将余奶吸出，这样会使下一次奶量更多。

（7）长期躺着喂奶会影响婴儿下颌发育，日后易产生畸形。

（8）母乳喂养时，应避免用奶瓶来补喂一些奶类。奶瓶上的奶嘴开口大，婴儿不费力就能吸到奶，若再吸吮产妇乳头时，当吸不到那么多奶时，婴儿就会烦躁，不愿吸吮，从而减少对乳头的刺激，影响乳汁分泌，以致母乳喂养失败。

### 2. 产妇催乳师要做好母乳喂养信心不足产妇的心理护理

（1）应该帮助产妇建立信心，多与产妇交谈，鼓励其说出对母乳喂养的看法，并给予其正确的引导。

（2）适当表扬产妇，以增强其信心，向其提供促进乳汁分泌的有关知识，阐明婴儿吸吮对泌乳量的影响。

（3）嘱咐产妇保持乐观情绪，减轻压力和忧虑，与亲属多交流，有利于乳汁的分泌。

### 3. 哺乳时终止婴儿吸吮的方法

婴儿吃饱后如果仍不肯松开含在乳头上的小嘴，这时产妇唐突拉开会导致乳头损伤。这时可用小手指非常小心地插入婴儿的口角，让少量空气进入，并迅速地将手指放入嘴角内，直到婴儿松开为止，如图2—7所示。

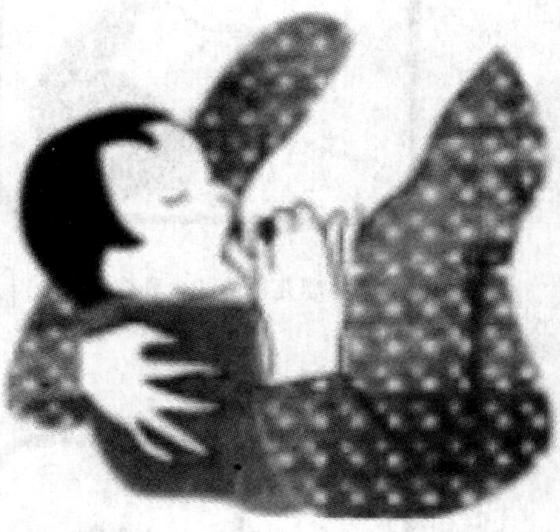

## 五、婴儿嘴乳衔接的指导

要保证母乳喂养顺利成功，产妇还必须学习掌握正确的母乳喂养技巧——正确的嘴乳衔接方法。

图2—7 轻压嘴角，使婴儿嘴巴
张开停止吸奶

### 1. 正确的嘴乳衔接

正确的嘴乳衔接应该是婴儿的小嘴含住产妇乳房的乳头和大部分乳晕（乳头周围着色很深的地方）。

### 2. 启动嘴乳正确衔接的技巧

母婴处在感觉非常舒适的体位，产妇就可以用乳头轻轻抚弄婴儿嘴唇，等婴儿小嘴完全张开——就像打呵欠那样大大地张开小嘴为止。如果婴儿还是不肯大大地张开小嘴，那么就可以挤点母乳涂在婴儿唇部，刺激婴儿张开小嘴衔接乳头。

婴儿正确的含乳姿势和错误的含乳姿势如图2—8所示。

注意：婴儿的嘴唇包住乳头和乳晕，其鼻子和面颊接触乳房。婴儿的嘴唇在外面（或外翻），不是向内收回。

（1）使婴儿张大小嘴，如果婴儿把头移开了，用手轻轻地抚握婴儿颈部，将婴儿头部靠近产妇乳房。不要挤压婴儿双颊使其张开小嘴，这样会使婴儿产生吸吮方向错误，甚至引起黏膜损伤。

（2）嘴乳衔接。当婴儿大大地张开了小嘴，就把婴儿向产妇靠近。产妇不要将自己的乳房去接近婴儿的小嘴，更不要将婴儿的头部推向乳房。产妇也不要将自己的乳头直接塞到婴儿还没张开的小嘴里。正确的做法就是让婴儿自己主动张开小嘴迎向乳头并正确衔接乳头。

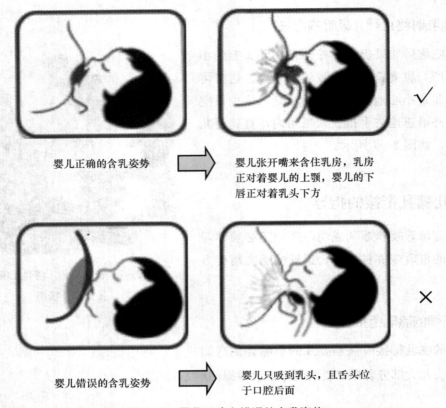

婴儿正确的含乳姿势

婴儿张开嘴来含住乳房，乳房正对着婴儿的上颚，婴儿的下唇正对着乳头下方

婴儿错误的含乳姿势

婴儿只吸到乳头，且舌头位于口腔后面

图2—8　婴儿正确和错误的含乳姿势

## 温 馨 提 示

　　婴儿衔接乳头后，如果乳房阻塞了婴儿的鼻孔，产妇用手指轻轻地向下压迫乳房就能让婴儿呼吸畅通。轻轻抬高婴儿也能提供一点呼吸空间。但是，产妇的这些动作不能让婴儿好不容易才正确衔接好的乳头松开。

## 六、换边及排气防止溢奶

### 1. 婴儿不认真吸吮时，可考虑换边喂

　　有的婴儿认真吸吮一小段时间后，变成快速不认真吸乳头，此时可以试着挤压乳房鼓励婴儿再认真吸吮，如图2—9、图2—10所示。如果婴儿不认真吸吮，即使婴儿还不松口，

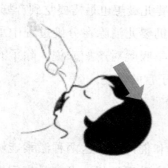

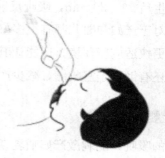

图2—9　如果婴儿吃奶不专心，产妇可以挤压乳房，刺激婴儿多吃并吸吮

图2—10　当婴儿吸奶不认真时，产妇可以用C形握法挤压乳房

也可以考虑换边喂奶。

至于一次究竟要喂一边或者是两边，就看婴儿换边后还有没有想吃的表现来决定。

### 2. 容易溢奶的婴儿，可试着排气

如果婴儿直接吸母乳时比较不容易吸到空气，不一定要排气，尤其是夜间躺着喂奶时，如果产妇或婴儿都睡着了，不一定要刻意将婴儿再抱起来排气。但是，婴儿容易溢奶时，则要帮其排气，如图2—11所示；可以在喂奶过程中先排气再换边喂，或两边都喂过后再排气。

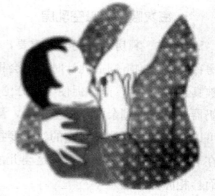

图2—11　排气可轻压嘴角，使婴儿嘴巴张开停止吸奶

排气方法如下：

步骤1：将婴儿抱直，头靠在肩上，或是让婴儿坐在腿上。

步骤2：用手支撑婴儿的头部，温和地轻拍或按摩婴儿的背部。

如果轻拍或按摩很久，婴儿仍不排气时，可试着让婴儿先躺平，接着慢慢抱直立起来后再重拍一次；如果仍不排气，就不用勉强。

### 七、增加奶量的方法

### 1. 产后尽早开奶

如果没有特殊情况，最好在婴儿出生后半小时内，让其尽早吸吮到产妇的乳头。因为

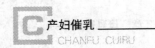
婴儿在出生后 20～30 min，吸吮反射最为强烈，这时，婴儿最想也最需要吃到产妇的乳头。早吸吮，对于产妇和婴儿都有很多好处。早吸吮可以帮助婴儿消除在分娩过程中承受的紧张刺激，更快适应新环境，还能让其吃到珍贵的初乳。早吸吮对产妇来说，除了有利于顺利下奶，还有助于子宫收缩，减少产后出血，加快产后子宫的恢复。

### 2. 让婴儿多吸吮

婴儿的吸吮，能刺激产妇哺乳期的体内分泌催乳素和催产素，这两种激素能够使产妇乳房内的腺体制造和分泌乳汁。因此，更多的吸吮次数有助于下奶，尤其是夜间增加吸吮次数。吸吮得越勤、吸吮的时间越长，刺激更多的激素产生，奶水分泌也会越旺盛。如果可能，产妇最好和婴儿待在一起，及时了解婴儿的需求。只要婴儿需要，就可以把婴儿抱到怀里喂奶，不必规定时间，而是按需喂养。这是母乳喂养的基本原则之一。喂奶的间隔时间，最初婴儿一天可以吃 8～10 次奶，甚至更多。经过 1～2 个月的慢慢磨合，婴儿会形成一定的吃奶规律。

### 3. 每次喂奶都吸空乳房

"吸空"乳房对下奶非常重要，但也很容易被忽视。产妇的乳汁产生受激素的影响，乳房在激素影响下制造乳汁时，也会根据乳房的存奶多少决定每次的分泌量。保证每次乳房被真正"吸空"，能够促使下次分泌更多的乳汁。所以，在婴儿吃奶后，产妇可以用手或吸奶器把乳房中剩余的奶尽量挤空，量比较多的话，可以保存在干净容器中冷藏，24 h 内是可以温热后再次给婴儿吃的。不要担心这次吸空会影响下次的奶量，事实上，产妇的乳房在下次会产生更多的奶来满足婴儿的需要。相反，如果没有吸空乳房，下次的分泌乳量反而会相应减少。

### 4. 不过早补充配方奶

如果产妇过早地使用其他食物（葡萄糖水或配方奶）来止住婴儿的哭闹，会使婴儿因获得了吸吮的满足和饱腹感，而降低了对母乳的需要。而且，在婴儿看来，吃奶嘴多半比吃乳头更容易，所以会选择适应奶嘴，而可能不愿再花力气来吃产妇的乳头。随着婴儿吸吮母乳的时间、频率和力度降低，会直接影响产妇的激素分泌，最终影响下奶。所以，不要过早给婴儿添加母乳以外的任何食物（如配方奶）。

### 5. 乳头有问题时也别放弃喂奶

如果在喂奶的过程中，出现乳头疼痛或乳头破裂，会让产妇很难把母乳喂养继续下去。其实，这些情况往往是由于喂奶姿势，尤其是婴儿含接乳头的姿势不正确造成的。婴儿每次吃奶都要把乳头和乳晕尽量都含到嘴里，这样的吸吮最有效，而且也不容易出现疼痛或皲裂的问题。只要及时调整，多半很快就会改善。乳头皲裂时，可以试试每次喂奶后挤一滴母乳涂在乳头上，能够促进伤口愈合。如果伤口较大，可以暂停这侧的喂奶，每次用吸奶器吸出，等伤口基本愈合再继续喂奶。在孕期和产后进行一些乳头护理，也有助于减少乳头损伤的出现。

### 6. 根据乳头情况处理

对于扁平、小、巨大、凹陷的乳头，多吸吮是最有效的下奶方法。可能在最初的时候，婴儿吃奶会比较费力，此时，需要耐心和婴儿配合，坚持会让产妇最终顺利完成母乳喂养的。如果有乳头凹陷的情况，可以使用乳头吸引器，很方便。配合按摩能更好地改善乳头的弹性，帮助婴儿顺利吸吮。

### 7. 调节好心态和情绪，保证休息

产妇愉快轻松的情绪是奶水充足的重要保证，因为情绪变化会直接影响内分泌系统，从而影响奶水的产生。所以，产妇在哺乳期间要经常保持稳定愉快的情绪和精神状态，这对奶水充足有很大的帮助。当然，也要在日常生活中注意劳逸结合，调节好自己的作息时间，保证充足睡眠。如果有家人或保姆帮忙，就可以在白天多休息一会儿了。

### 8. 均衡饮食，注意补充水分

在产后的两个月内，由于雌激素的影响，需要一段时间才能恢复胃肠系统功能，所以，产后的饮食要注意营养均衡、易消化，通常可以少食多餐，还要少吃生冷食品。

每天所摄取的食物种类，也会影响到乳汁的分泌与质量。因此，每天都要吃到包括糖类、脂肪、蛋白质、维生素、矿物质5大营养元素。还要特别注意钙质与铁质的吸收，可从奶类、豆制品、瘦肉、血制品、肝脏等获取。

母乳喂养中，及时补充足够的水分相当重要。由于产妇在喂奶时很容易感到口渴，所以，可以在手边准备一杯温水，随时补充水分，或是多喝鲜鱼汤、鸡汤、鲜奶、温的果汁等汤汁饮品。水分补充足够，乳汁供给才会既充足又富营养。

如果为了恢复身材而急于减肥，可能会出现奶水不足。因此，建议产妇最好不要急着控制饮食减肥。其实，喂奶已经会消耗很多热量，只要饮食不过量，再配合做一些产后运动，就能避免脂肪的囤积。

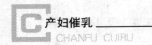

┌─────────────────────────────────────────────┐

**温 馨 提 示**

增加奶量的聪明法则：

1. 让婴儿尽量靠在产妇身边。

2. 尽早开始喂奶。

3. 确定婴儿乳房含得好，只要需要就要喂。

4. 产妇本身要有信心、放轻松，婴儿睡时产妇要赶紧休息。

5. 周围的人要支持（尤其是丈夫）。

└─────────────────────────────────────────────┘

# 第三节　母乳喂养指南

**培训目标**

1. 了解母乳喂养的相关信息。

2. 正确掌握人工挤奶与母乳保存的方法。

3. 熟练掌握吸乳器的使用方法。

4. 了解特殊乳头与乳房的哺乳技巧。

## 一、母乳喂养入门指南

1. 产前要充分做好母乳喂养的准备

产前哺乳准备工作流程如图 2—12 所示。

2. 当产妇在产房里第一次抱起婴儿时，要马上把婴儿的嘴放到产妇的乳房上。虽然这时成熟乳还没有开始形成，但产妇的乳房已经在分泌初乳，初乳能够增强婴儿的免疫力，保护婴儿不生病。

3. 如果婴儿找不到产妇的乳头或吸吮有困难，也别太担心。母乳喂养是一项需要耐心以及不断练习的技术，没有人从一开始就是专家。如果产妇还没有出院，要马上请护士或专业的催乳师来指导。

4. 如果婴儿是早产儿，产妇也许不能马上开始喂婴儿，那就用吸奶器把奶吸出来，冷冻保存，等婴儿身体强壮能够吃奶时，婴儿就可以通过导管或奶瓶喝到这些奶。

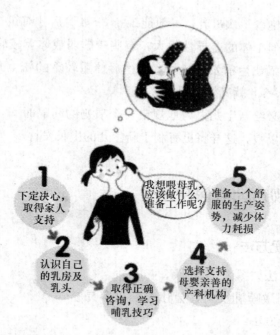

图 2—12　产前哺乳准备工作流程图

5. 刚开始母乳喂养时，要记住给婴儿喂奶不应该是一件痛苦的事情。当婴儿含住产妇的乳头吮吸时，要注意自己乳房的感觉。婴儿的嘴应该是含住产妇乳头之下的大部分乳晕，乳头则应含在婴儿的口腔深处。如果婴儿的吸吮让产妇感到疼痛，产妇可以用小指塞入婴儿的牙床和产妇的乳头之间，中断婴儿的吮吸，然后再试一次。

## 二、母乳喂养时间的选择

1. 要经常喂奶，喂奶的次数越多，成熟奶分泌得越快，量也越大。每 24 h 喂 8～12 次，每次分别用每只乳房喂 10～15 min 是一个比较合适的频率。

2. 只要新生儿有饥饿的表现，比如表现得更警觉、更活跃、小嘴不停地张合，或者四处寻找乳头，就表明产妇应该给其喂奶了。哭是婴儿很饿时的表现，也就是说，应该在婴儿开始哭闹之前就给其喂奶。

3. 在母乳喂养的最初几天里，产妇可能需要轻轻叫醒婴儿给其喂奶，而婴儿则可能在吃奶的过程中又会睡着。要想让婴儿在吃奶时保持清醒，产妇需要把襁褓打开或者给婴儿脱掉一件衣服。为了保证婴儿每天都能吃到足够的奶，如果婴儿上次吃奶是在 4 h 之前，那就应该叫醒婴儿吃奶了。

4. 有规律的生活习性对于新生儿来说是十分有利的。大多数消化系统功能及其他各方面均正常的新生儿，每饱餐一次母乳，一般能维持 3～4 h 后才有饥饿感。这样，慢慢地自然形成了一定的规律。但个体的差异性很大，有些较虚弱或体重较轻的新生儿在每次饱餐后可能要维持 4～5 h，而出生前发育良好，出生后体重较重的新生儿，对奶的需求量可能要大些，有时在餐后 2～3 h 就又想吃奶。

最新观点认为，不必给新生儿人为地规定一个喂奶的间隔时间，而是只要新生儿有饥饿感，需要吃奶，就可以喂，这样将更有利于新生儿的生长发育。

## 三、正确的人工挤奶与母乳保存方法

### 1. 正确的人工挤奶方法

正确的人工挤奶方法如图 2—13 所示。

（1）挤奶前，先刺激喷乳反射，会让产妇更容易挤奶。可以试试下面几种方法：

1）和其他产妇一起挤奶。据调查，和其他产妇一起挤奶时会比较容易挤出来。

2）看、听、闻、想婴儿。可能的话，抱住婴儿，接触其身体；或是看着婴儿，即使是看婴儿的照片也可能帮忙；或者也可听婴儿声音的 CD；闻及触摸婴儿的衣服，运用所有感官专心看、听、闻及想到婴儿，也可以促进喷乳反射。

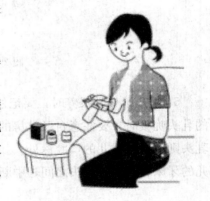

图 2—13　正确的人工挤奶方法

3）喝安神饮料。喝一杯温热有安神作用的饮料，如红枣莲子汤、酒酿芝麻汤圆等，但不要喝咖啡和茶。

4）温热敷乳房。温热敷乳房，或是泡温水澡、温水沐浴，让心情放松。

5）轻柔地拉乳头。用自己的大拇指及食指，轻柔地拉起后再揉乳头。

6）轻轻地按摩乳房。以手指端或是软梳子轻柔地梳理乳房，或是以拳头朝乳头方向轻柔地滚压。

7）请丈夫或家人按摩背部，如图 2—14 所示。

8）放松心情。深呼吸或使用其他放松技巧，听或哼唱固定一首歌，冥想或想象奶水流出的感觉。

（2）挤奶的 4 个步骤：

1）挤奶前要洗干净双手，产妇找一个舒适的位置坐下，把盛奶的容器放在靠近乳房的地方。

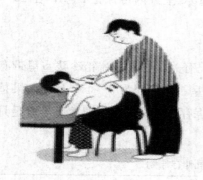

背部按摩方法是：

坐着，身体前倾，手臂弯曲搁在身前的桌上，并将头趴在手臂上。

不穿衣服，或是穿宽松的衣服，让乳房轻松地下垂。

请丈夫或家人由上往下按摩脊椎两旁3~5min。

将手掌握起，大拇指朝前，以大拇指用力地做小环状按摩。同时按摩脊椎两边，由颈部到肩胛骨2~3min。

图 2—14 背部按摩

2）挤奶时，产妇把拇指放在乳头、乳晕的上方，食指放在乳头、乳晕的下方，其他手指托住乳房。

3）拇指、食指向胸壁方向挤压，挤压时手指一定要固定，不能在皮肤上滑来滑去。最初挤几下可能奶不下来，多重复几次奶就会下来的。喷乳反射强烈者，奶会喷射而出。

4）每次挤奶的时间以 20 min 为宜，双侧乳房轮流进行。产妇先挤一侧乳房 5 min，再挤另一侧乳房，这样交替挤奶会多一些。分娩后数日的产妇奶水不是太多，挤奶时间应适当长一些。如果婴儿一整天都不吃奶的话，一天应挤奶 6~8 次才能保证较多的分泌乳量。

## 温 馨 提 示

对于一些乳房肿胀疼痛严重的产妇来讲，由于乳头紧绷，用手挤奶很困难，可用热瓶挤奶法。取一个容量为 1 L 的大口瓶（注意瓶口的直径不应小于 2 cm），用开水将瓶装满，数分钟后倒掉开水。拿起用毛巾包住的瓶子，将瓶口在冷水中冷却一下，再将瓶口套在乳头上不要漏气。一会儿工夫，瓶内形成负压，乳头被吸进瓶内，慢慢就会将奶吸入瓶中，待乳汁停止流出时轻轻压迫瓶子周围的皮肤，瓶子就可被取下了。

### 2. 乳汁的保存

（1）母乳保存的时间

国际母乳协会根据多年的研究成果，提出母乳保存时间如下：

1）室温保存

①初乳（产后 6 天之内挤出的奶），在 27~32℃室温内可保存 12 h。

②成熟母乳（产后 6 天以后挤出的奶），在 15℃室温内可保存 24 h；在 19～22℃室温内可保存 10 h；在 25℃室温内可保存 6 h。

2）冰箱冷藏室保存：0～4℃冷藏可保存 8 天。

3）冷冻保存：母乳冷冻保存与冷冻箱的情况有关。如果是冰箱冷藏室里带有的小冷冻盒，保存期为两周；如果是和冷藏室分开的冷冻室，保存期为 3～4 个月；如果是深度冷冻室，温度保持在 0℃以下，并且不经常开门，则保存期长达 6 个月以上。健康足月婴儿母乳储存原则，见表 2—1。

表 2—1　　　　　　　　　　　　　　　健康足月婴儿母乳储存原则

| 温度 | 刚挤出来的奶水 | 在冷藏室解冻的奶水 | 解冻且已加温的奶水 | 婴儿喝过的奶水 |
|---|---|---|---|---|
| 26℃以下 | 4 h 之内 | 4 h 之内 | 当餐使用 | 当餐使用，剩余者丢弃 |
| 绝缘冷藏箱 15℃ | 24 h | 无资料可查 | 无资料可查 | 当餐使用，剩余者丢弃 |
| 冷藏室（0～4℃） | 8 d 之内 | 24 h 之内 | 4 h | 当餐使用，剩余者丢弃 |
| 独立的冷冻室 | 3 个月 | 不可再冷冻 | 不可再冷冻 | 当餐使用，剩余者丢弃 |
| —18～20℃以下冷冻室 | 12 个月 | 不可再冷冻 | 不可再冷冻 | 当餐使用，剩余者丢弃 |

（2）储存母乳的容器（见图 2—15）

储存挤出的母乳要用干净的容器，如消毒过的塑胶筒、奶瓶、塑胶奶袋。母乳冷冻最好使用适宜冷冻的、密封良好的塑料制品，其次为玻璃制品，最好不用金属制品，这是因为，母乳中的活性因子会附着在玻璃或金属表面，从而降低母乳的养分。冷冻前需要将母乳在冷藏室内降温。

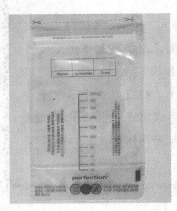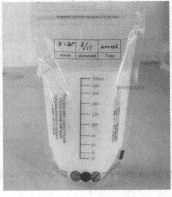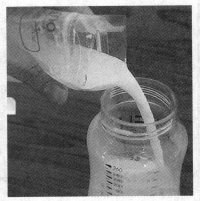

图 2—15　乳汁容纳袋

（3）母乳的加热

母乳加热要重视，如果方法不当就会破坏营养成分。母乳最好不要使用微波炉加热，其原因是受热不均匀，婴儿容易吃到阴阳奶。炉火也不适合用于加热母乳，因为温度太高，会破坏营养成分。比较好的方法有 3 种：

1）隔水烫热法。把盛母乳的容器放进热水里浸泡，使母乳吸收水里的热量而变得温热。浸泡时，要不时地晃动盛母乳的容器，使母乳受热均匀。如果是冷冻母乳，则要先泡在冷水里解冻，然后再烫热。

2）温奶器加热。把温奶器温度设定为 40℃，隔水加热母乳，如图 2—16 所示。

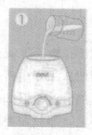 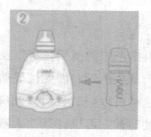 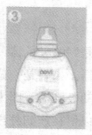 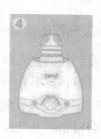

将适量的清水倒入温奶器　　把盛奶适量的奶瓶放入温奶器（注：奶瓶避免干烧）　　接通电源，将温度调至 40℃ 的位置，此时指示灯亮，瓶内的奶就会处于加热状态　　当温度加热到 40℃ 时，指示灯熄灭，处于保温状态。然后指示灯交替熄灭亮起

图 2—16　母乳的加热方法

3）恒温调奶器。使用恒温调奶器，温度设定为 40℃，加热母乳，如图 2—17 所示。

（4）解决冰冻母乳有异味的方法

冰冻过的母乳解冻后，可能会有一点肥皂味，通常婴儿还是愿意喝的。但也有些解冻过的母乳会有腐臭味，而使得婴儿不愿意喝（甚至于当母乳变凉时，就会有味道），原因是母乳中脂肪含量较多。解决方法为：

1）试着在母乳挤出后，尽快地加温到快要滚开，但未沸腾的程度。之后，尽快冷却并冷冻，即可减少味道的产生。但如果是已经冷冻的母乳，再加热则无效。

2）冷冻的母乳，可于前一晚拿到冷藏室慢慢解冻（约需 12 h），或是在流动的温水下解冻。冷藏过的母乳，在使用时只需将其置于室温下退凉即可，或者将奶瓶放于内有温水的碗中（不要隔水煮沸）回温到体温即可，水位不要超过瓶盖。

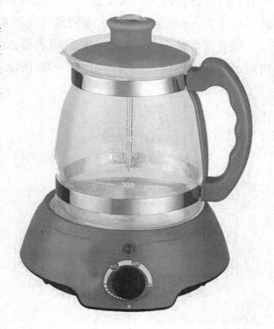

图 2—17　母乳的加热方法

3）不同时间挤出来的母乳，回温后可以混合在一起，同一餐喂食。但建议一次不要温太多，以免婴儿喝不完。

## 四、吸乳器的选择和使用

### 1. 吸乳器的选择

适合产妇的吸乳器就是好的吸乳器。根据产妇的使用频率以及能够在吸奶上花多少时间来决定该选择哪种吸乳器。如果是一位上班族产妇，需要忙里偷闲地从工作中挤出时间来吸奶，那最好选择全自动吸乳器，因为这样可以同时吸两侧乳房里的乳汁。但如果只是偶尔需要吸出一些乳汁，以便在产妇外出的时候，可以让其他人喂婴儿，那只需要买一个便宜的手动吸乳器就足够了。

如果只是偶尔需要挤点奶出来，比如为了缓解乳房胀奶，或想偶尔用奶瓶喂奶，可以自己用手挤奶，但需要稍加练习，才能掌握动作要领。同样，如果产妇的乳头皲裂疼痛，也可以在每次喂奶之后，用手稍稍挤出一点乳汁，抹在乳头上来缓解疼痛。但是，用手挤奶很费时间，所以，如果需要经常挤奶，这种方法就不适用了。

注意：挤奶前，先把手洗干净。将拇指和其他手指相对应，分别按在乳晕的两侧边缘，然后，将手指往内朝向胸腔壁挤压，便可挤出乳汁了。如果乳晕很大，可以把手指放在离乳头约 2.5 cm 的位置，用干净的宽口容器来收集乳汁。

吸乳器多种多样，喇叭式传统吸乳器如图 2—18 所示，手动式负压吸乳器，如图 2—19 所示，电动式单侧吸乳器，如图 2—20 所示，电动式双侧吸乳器，如图 2—21 所示。

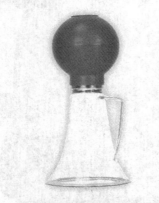

图 2—18　喇叭式传统吸乳器

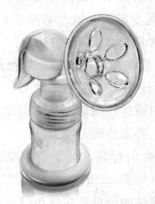

图 2—19　手动式负压吸乳器

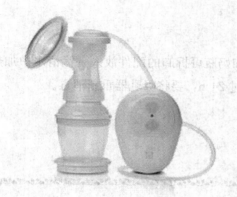

图 2—20　电动式单侧吸乳器

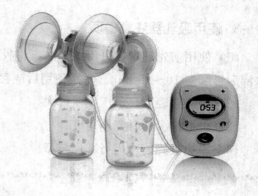

图 2—21　电动式双侧吸乳器

## 2. 吸乳器的使用方法

（1）洗净双手和乳房。从每个乳房中轻轻挤出一点乳汁，以确保乳腺没有堵塞。

（2）将吸乳器清洗消毒并且安装好。

（3）使用吸乳器之前看看使用小窍门。

（4）选择一张舒适的座椅，放松身体，稍稍向前倾斜（背后垫枕头），并且在旁边放一杯清水。

（5）将吸乳器的漏斗和按摩护垫紧紧压在乳房上，不要让空气进入，以免失去吸力。

（6）当轻柔地按压吸乳器的把手时，会感觉到有吸力作用在乳房上。吸乳器的吸力无须达到最大限度就能使乳汁顺利流出，所以，没必要将吸乳器把手完全按到底以形成真空，自己感觉舒适就可以了。

（7）刚开始吸奶时，可以快速按压吸乳器把手 5～6 次。接着，按住把手使其停留 2～3 s，然后放开把手让其自动回位。这是在模仿婴儿自然的吸吮动作。乳汁会在把手回位时流出。

（8）在挤压几次之后，就应该有乳汁流出。如果没有乳汁流出也不要着急，放松心情继续尝试。如果吸奶过程给产妇造成痛苦，应立即停止并咨询医生。

注意：如果吸不出乳汁，不要持续用吸乳器挤压乳房超过 5 min。可换个时间再试。

（9）有些产妇喜欢使用不带按摩护垫的吸乳器，但是，试验证明，使用按摩护垫会加速乳汁的流出，从而使吸奶变得更容易。

（10）一般情况下，挤出 60～125 mL 的乳汁需要 10 min 的时间。但是，各人情况不同，总有差异。如果一次挤出的乳汁超过 125 mL，请使用更大的奶瓶。

注意：不要把奶瓶装得太满，否则，乳汁会从泵身下溢出。

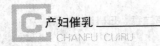
### 3. 使用吸乳器注意事项

（1）使用前先消毒，可用煮沸法，将吸乳器和奶瓶可拆卸的配件放入一锅清水中加热，水沸后继续煮 10～15 min。每次使用后或存放超过 24 h，要将吸乳器重新消毒。

（2）手法要轻柔，负压不要过大。

（3）根据情况随时变换角度。

（4）一边吸奶一边进行乳房按摩。

---

**温 馨 提 示**

好的吸乳器会模拟婴儿吮吸乳汁的动作，所以，不会让产妇感到疼痛。但是，一定要选择适合自己乳房的塑料罩杯，并放正位置，这样，才不会被夹痛或刺激乳房。如果使用的是全自动吸乳器，刚开始时，产妇可能会感到吸力很大，虽然不疼，但感觉会有些异样。

不管用哪种吸乳器，记住每次使用后，一定要认真清洗吸乳器的各个部件，以免细菌进入吸乳器。

---

## 五、特殊乳头与乳房的哺乳技巧

### 1. 特殊乳头的哺乳技巧

（1）扁平乳头

扁平乳头是指直径虽然在标准范围内但不够突出，也就是乳头长度较短，在 0.5 cm 以下。

哺乳技巧为：多吸吮。对婴儿而言，扁平乳头不容易吸到口腔深处，不过，只要多让婴儿吸吮，转变成正常乳头的概率很高，婴儿也就能吸得既轻松又顺利。也可以使用乳头保护器辅助哺乳，如图 2—22 所示。

（2）小乳头

小乳头是指乳头直径与长度都在 0.5 cm 以下。

哺乳技巧为：含乳晕与多吸吮。和扁平乳头一样，婴儿不容易含住吸吮，只要让婴儿连乳晕一起含住，还是可以吸得到母乳，而且只要持续哺喂母乳，乳头形状将会变得更加容易吸吮。可以使用乳头保护器辅助哺乳。先把保护罩贴住乳房，然后用手指摁住周围。

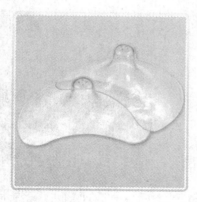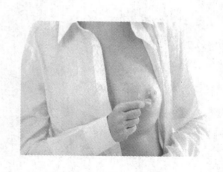

图 2—22　乳头保护罩

产妇把身体微微往前倾斜，再滴入乳汁放进保护罩奶嘴头部，婴儿吸吮时，保护罩就会和乳头密合起来正常使用了。如果乳汁不充足，可能会无法使用保护罩，使用前应先将保护罩充满乳汁，以免吸入空气。

（3）巨大乳头

巨大乳头是指乳头直径在 2.5 cm 以上。

哺乳技巧为：多吸吮。

婴儿刚开始吸奶时会感到困惑，不知道该如何吸吮，在吸吮前后可用手指轻轻捻搓乳头，使之变得细长再开始哺乳。经过一番努力之后，婴儿就会习惯产妇的巨大乳头。即使产妇的乳头比一般乳头大许多，只要产妇与婴儿一同用心，一样可以顺利、成功地哺喂母乳。

（4）凹陷乳头

乳头凹陷在乳晕中无法突出于外部。

哺乳技巧为：及早护理。

这类型乳头要及早先做好护理工作，以手指头刺激或乳头吸引器等方式都可以使乳头突出。凹陷乳头虽然在临床上属于有较多哺乳问题的类型，但是，只要懂得正确地将乳头牵引出来，一样能轻松顺利地哺喂母乳。

下面介绍两种方法轻松牵引凹陷乳头。

1）霍夫曼运动：凹陷乳头的产妇，在怀孕 6 个月以后即可开始进行此乳房护理运动，进行的方式很简单，只要将中、食指轻压乳晕两侧，将乳头牵引出即可。

2）乳头吸引器：目前市场上有乳头吸引器销售，轻松一吸即可让乳头突出，方便实用，如图 2—23、图 2—24 所示。

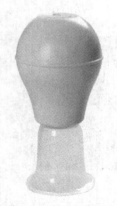

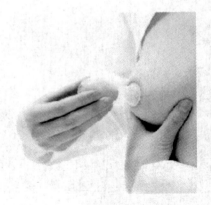

图 2—23　乳头凹陷矫正器　　　　　　　图 2—24　乳头凹陷矫正法

### 2. 特殊乳房的哺乳技巧

#### （1）悬垂乳

整个乳房下垂，乳头却在上部。悬垂乳可造成输乳管弯曲，使部分乳汁积聚于乳房下方，既不利婴儿吸吮，也易淤积成块，时间稍长便可诱发乳腺炎。正确的哺乳方法是用手将乳房托起，使输乳管与乳头保持平行位，以便于婴儿把乳房内乳汁吸空。

#### （2）平坦乳

以平坦胸及身体消瘦女性多见，乳房不够丰满突出，婴儿吸吮困难。在哺乳前宜做热敷，按摩乳房，并适当牵拉乳头，使其突出，同时上身前倾有利于婴儿吸吮。

## 六、夜间哺乳的技巧

几乎每个婴儿夜间都会醒来吃两三次奶，整晚睡觉的情况很少见。3周、6周、3个月和6个月左右的婴儿，由于正处于快速生长期，很容易出现整天都饿的情况，如果夜间不喂奶，婴儿就会因饥饿而哭闹。

### 1. 纠正两种传统观念

#### （1）不利产妇睡眠

夜间哺乳不仅不会影响产妇睡眠，而且恰恰相反，还可以提高产妇体内有镇静作用的荷尔蒙水平，且哺乳后产妇心情放松，更容易入睡。同时，除了满足婴儿需求外，乳汁中含有的天然的催眠成分，可以让婴儿睡得更加安稳。

#### （2）不利产妇产后恢复

很多产妇担心夜间哺乳会身心疲惫，不利于产后恢复。研究表明，夜间哺乳能促使雌激素、孕激素的大量释放，促进子宫收缩、复原。

## 温 馨 提 示

如果产妇夜里间隔五六个小时不喂奶，乳腺因得不到刺激，会造成乳汁分泌量下降；乳房也会因涨奶而肿胀，到了次日早晨再喂时，婴儿因为含不住肿胀的乳头而减少了乳汁的摄入量。

### 2. 夜间喂奶注意事项

由于夜晚是睡觉时间，产妇在半梦半醒间给婴儿喂奶很容易发生意外，因此，夜间喂奶有一些需要注意的事项，见表2—2。

表 2—2　　　　　　　　　　　　　　夜间喂奶注意事项

| 序号 | 注意事项 | 原因/理由 | 正确方法 |
|---|---|---|---|
| 1 | 别让婴儿含着乳头睡觉 | 影响婴儿睡眠，不易养成良好的吃奶习惯，而且容易造成婴儿窒息。产妇容易出现乳头皲裂 | 哺乳结束后，可抱起婴儿在房间内走动，也可让婴儿听产妇心脏跳动，或者唱催眠曲让婴儿快速进入梦乡 |
| 2 | 母乳喂养应得当 | 哺乳期产妇普遍感到疲乏，夜间躺着给婴儿喂奶时很容易睡着，此时婴儿很容易因溢奶或鼻孔被乳房堵住而发生窒息 | 婴儿吃完奶不要立即将婴儿放在床上，而应将其竖直抱起，让婴儿趴在肩头，轻拍其背部，以排出吞入的空气，防止婴儿仰睡时因溢奶而导致窒息 |
| 3 | 避免婴儿着凉 | 许多婴儿在夜间吃奶时容易感冒 | (1) 喂奶前，关上窗户，准备一条较厚的毛毯，将婴儿裹好<br>(2) 喂奶时，让婴儿四肢不要过度伸出<br>(3) 喂奶后，不要过早将婴儿抱入被窝 |
| 4 | 按需喂养 | 如果婴儿熟睡未醒，可以延长对其喂奶的时间间隔。婴儿每次醒来，应先判断是不是饿了，而不是马上对其喂奶 | 如果婴儿不饿，可以通过抱、拍、唱催眠曲，换尿布或做其他事情来分散婴儿注意力，也可通过让婴儿触摸产妇的乳房，获取一些安全感 |
| 5 | 慢慢调整夜间喂乳习惯 | 如果有吃夜奶的习惯，就很难改变。有些婴儿，10个月仍然要吃夜奶，这种习惯就更难改了，因此，要在早期使婴儿逐渐适应夜间不吃奶，养成正常的生活习惯 | (1) 一般情况下，婴儿6个月后，尽可能让婴儿在每天早6：00吃第一次奶，夜间10：00吃最后一次奶，并保证婴儿最后一次尽量吃饱<br>(2) 如果母乳不够，可在最后一次喂乳时加一点牛奶 |

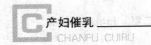
# 第四节 乳房护理

**培训目标**

1. 掌握乳房清洁和自我按摩的方法。
2. 了解解决乳头疼痛和乳头凹陷问题的方法。

乳房是保证婴儿母乳充足的基础，每天进行正确的按摩和护理，可以提升乳房的弹性，保持腺管通畅。尤其是在胀奶和产后下奶不畅时，乳房护理往往能起到较好的作用，帮助产妇顺利实现母乳喂养。

## 一、乳房清洁

产妇在洗澡时可以清洗或用温热的毛巾轻轻把乳房擦洗干净，以乳头为中心呈环形擦拭，从乳晕逐渐到乳房根部，以皮肤微微发红为宜。这样做有加速血液循环、改善供氧的效果。还要注意平时清洗以温水为主，减少使用皂液，避免破坏皮肤表面的保护膜。

## 二、乳房自我按摩

在按摩之前先做热敷，用温热的水沾湿毛巾，拧为半干，长毛巾对折后环绕敷在乳房上面。最好准备两条毛巾交替使用，以便保持温热。热敷约 15 min 后开始按摩。按摩方法有以下 3 种：

### 1. 环形按摩

双手分别放在乳房的上、下方，五指并拢，以打小圈的方式向前推进，顺着乳房的生长方向慢慢从乳根按摩到乳晕和乳头。双手顺时针移动位置后继续按摩，直到按摩过整个乳房。

### 2. 螺旋形按摩

一手托住乳房，另一手的食指和中指放在乳房上方，以打小圈的方式从乳根向乳头方向按摩。然后，再同样按摩乳房侧面和下方。

### 3. 指压式按摩

双手张开，五指放在乳房两侧，向下挤压。

可以先做一侧乳房的热敷和按摩，完成后再做另一侧，因为按摩发挥功效，需要保持一定的温度。按摩过程中要注意，力度要温和，始终按照乳房的生长方向从后向前按摩，发现硬结时可以放慢速度，慢慢向前推进。如果发现明显的硬结并有疼痛，最好及时就诊。

按摩时间长短以皮肤感觉微微发热为宜。一开始可以时间短一些，慢慢熟练了可以一次按摩 10～15 min，最重要的是每天坚持。

## 三、解决乳头疼痛和乳头凹陷问题

很多时候乳头疼痛和乳头凹陷也是导致母乳不足的重要原因，因为在这种情况下，产妇多半很难持续地进行母乳喂养。这时，可以选用十字按摩法来做乳房按摩，增加乳头弹性，帮助产妇继续母乳喂养。

具体按摩方法为：以乳头为中心，双手食指放在乳晕两旁，先略向下压，再向两旁推开，然后再推回；再把双手食指放在乳晕的上方和下方，做同样的动作。这样做之后，通常乳头会较为突出，凹陷的乳头也会挺出来。然后，捏住突出的乳头轻轻搓揉一会儿。最好在洗澡后或用热毛巾清洗后进行，也可以涂少量润肤油进行按摩，结束后用温水冲洗干净，每天至少做两次，每次 3～5 min，就能有效地提升乳头弹性，避免乳头疼痛和乳头皲裂的出现。

如果已经有乳头疼痛或乳头皲裂，更要注意坚持按摩，并在按摩时使用少量的润肤油，或者在按摩结束和每次喂完奶时挤出一滴母乳涂在伤口上，也能起到滋润的作用。

# 第五节　产妇特殊情况及疾病时的哺乳指导

**培训目标**

1. 了解产妇特殊情况的表现。
2. 掌握特殊疾病的产妇哺乳问题的处理。

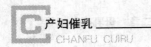
# 一、特殊情况产妇

### 1. 产后出血

产后出血、生命体征平稳的产妇，若能够并愿意，可以进行母乳喂养。

### 2. 重度子痫前期（子痫）

产后可以进行母乳喂养，在监测产妇血压的同时，鼓励其与婴儿同步休息，并可安排助手协助照顾婴儿，产妇不宜过度疲劳。

### 3. 剖宫产

返回病房后，鼓励婴儿尽早吸吮母乳。第一天，产妇仰卧位，婴儿在母体一侧俯式吸吮；产妇可在床上活动后，侧卧位哺喂婴儿。24 h后，产妇可以离床活动时，可用橄榄球式抱法哺喂婴儿。

# 二、患病产妇喂养

1. 催乳师向产妇解释患病期间继续母乳喂养的好处。

2. 减少分离，保证母婴共处。产妇入院，有条件的可将婴儿也收入院，继续母乳喂养。如果产妇不能照顾婴儿，可请家人陪同并帮助产妇照顾。

3. 如果产妇发热，鼓励其多喝水，保证摄入充足的液体，以防因发热消耗水分而导致乳汁分泌量的减少。

4. 帮助产妇选择合适的抱婴儿姿势或者向护理人员示范如何帮助产妇舒适地抱起婴儿。

5. 如果产妇病很重，完全不能照顾自己的婴儿或极度不适，母乳喂养存在困难或产妇不愿继续喂奶，可以暂时中止母乳喂养。

6. 产妇患成瘾性疾病，如抽烟、饮酒或使用药物时，母乳仍是多数婴儿的食物选择。但静脉注射毒品的产妇，不建议母乳喂养。

7. 乳腺炎。常规喂养或挤出乳汁，以免病情加重。

8. 单侧乳房脓肿，继续用健康乳房喂哺婴儿。待脓肿引流后，产妇应用抗生素疗法治疗时，可以在患侧哺乳。

## 三、产妇患传染病

### 1. 甲肝

甲肝通过消化道传播。急性期隔离时，应暂停母乳喂养，但要挤奶保持泌乳。婴儿接种免疫球蛋白或隔离期后可以继续母乳喂养。

### 2. 乙肝（见图2—25）

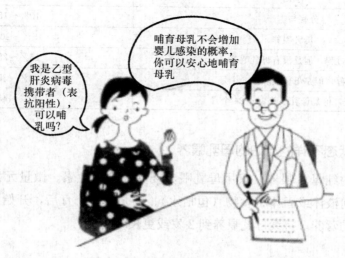

图2—25　产妇患有疾病时，向催乳师或专业医师进行正确咨询

其实，乳汁中病毒的含量远没有血液中的多，而且乙肝病毒的传染途径主要是通过血液、体液传播，在乙肝免疫球蛋白和乙肝疫苗联合疫苗的协助下，母乳喂养不会增加婴儿感染的机会。新生儿出生后尽早接种疫苗，就可以采用母乳喂养了。乙肝产妇进行母乳喂养时，应注意以下几点：

（1）喂奶前洗手，擦拭乳头。

（2）乳头皲裂或婴儿口腔溃疡时，暂停母乳喂养。

（3）婴儿和产妇用品隔离。擦洗用的毛巾、脸盆，喝水用的杯子要独立使用。

（4）婴儿定期检测乙肝抗原抗体。

### 3. 丙肝

母乳喂养与非母乳喂养垂直传播率无差异，因此，可以让产妇进行母乳喂养。母乳喂

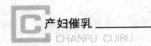
养不是婴儿感染丙肝病毒的危险因素，不会增加新生儿丙肝病毒感染的概率，与婴儿丙肝病毒感染无关。

## 四、艾滋病感染产妇

1. HIV 母乳传播的危险与时间（缺乏干预措施情况），见表2—3。

表 2—3                      HIV 母乳传播的危险与时间

| HIV－MTCT 的时间 | 传播率 |
| --- | --- |
| 孕期 | 5%～10% |
| 分娩与生产 | 10%～15% |
| 母乳喂养 | 5%～20% |
| 全过程，但是没有母乳喂养 | 15%～25% |
| 全过程，但是母乳喂养至6个月 | 20%～35% |
| 全过程，但是母乳喂养18～24个月 | 30%～45% |

### 2. HIV 感染状态不详的产妇的母乳喂养

出生6个月内纯母乳喂养。只用母乳喂养婴儿，除维生素、微量元素制剂或药物外，不给婴儿其他任何液体或固体状食物（包括水）。婴儿满6个月后，开始添加安全的辅食，以提供丰富均衡的营养。持续母乳喂养到2岁或更长时间。

### 3. HIV 感染的产妇的母乳喂养

感染艾滋病的产妇所生婴儿提倡人工喂养，应避免母乳喂养，坚决杜绝混合喂养。在人工喂养是可接受的、可行的、支付得起、可持续并安全的情况下，应避免所有形式的母乳喂养，完全进行人工喂养。无法满足上述条件时，新生儿期间建议纯母乳喂养，但要尽可能早地停止母乳喂养。

## 五、妊娠合并症

### 1. 妊娠糖尿病

母乳喂养对妊娠糖尿病产妇有以下好处：

（1）缓解产妇精神上的压力。哺乳时分泌泌乳素可以让产妇更放松并有嗜睡感。

（2）减少婴儿成年后患糖尿病的风险。

（3）减少产妇治疗所需胰岛素量。

（4）能有效缓解糖尿病各种症状。许多产妇在哺乳期间病情部分或全部好转。

（5）胰岛素分子太大，无法渗透到母乳中；口服降糖药，在消化道可被破坏，不能进入母乳。

（6）糖尿病患者容易感染各种病菌，母乳喂养期间要注意血糖水平，注重个人卫生，保护乳头不受感染。

### 2. 甲状腺疾病

（1）甲状腺功能亢进

哺乳产妇每天服 10～33 mg 他巴唑的情况下，哺乳是安全的。每 2～4 周监测一次新生儿甲状腺功能。关注新生儿有无特异性反应，如发热、皮疹、白细胞减少等。有些产妇暂时断奶 4 个月以后还可以再泌乳。

（2）甲状腺功能低下

1）即便在乳汁中可测出甲状腺素的情况下，母乳喂养也不是禁忌的，因为甲状腺功能低下存在遗传倾向。

2）新生儿出生后可测定血清 T4、TSH 等，若发现婴儿甲状腺水平降低，可给婴儿服用甲状腺增强药物。服用甲状腺素替代治疗的产妇，仍然可以母乳喂养，只是需要定期检测婴儿甲状腺功能。

### 3. 精神病

可以试着让母婴在一起，给予共同照顾，但应有其他人一直与母婴共处。帮助产妇喂哺婴儿，确保产妇不致忽视或伤害婴儿。如果精神病产妇有伤害婴儿意向或行动，则不建议实施母乳喂养。

### 4. 产后抑郁症

分析抑郁症原因，有针对性地解除产妇顾虑。若为担心自己乳汁分泌不足，则可通过观察婴儿吸吮和吞咽动作，给产妇信心。

如果病情严重，需用药物进行治疗时，则应考虑药物对婴儿的影响。必要时，应在服药期间，暂时停止母乳喂养，但要定时挤出乳汁，以保持泌乳；停用抑郁症药物时，再恢复母乳喂养。

### 5. 癫痫

哺乳初期，最好不用毒副作用较强的抗癫痫药。若病情不稳定，担心发作严重，需要

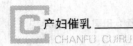
坚持服药时，应停止母乳喂养，并将产妇和婴儿隔开。

# 第六节　产妇心理护理

**培训目标**

1. 了解产后抑郁症的发生原因和主要表现。
2. 了解产后抑郁症的不良影响及心理护理措施。

产后抑郁是指从开始分娩到产后一周至数周内产妇出现的哭泣或抑郁状态。产后抑郁是生理、心理和环境等方面因素综合作用的结果，并不是产妇事多、娇气等。

## 一、产后抑郁症的发生原因

产后抑郁症的发生原因有以下几种：

### 1. 内分泌因素

分娩前后体内各激素之间比例的改变，内分泌功能的不平衡，可能是最重要的促发因素。

### 2. 婚姻关系

如厌恶妊娠、对分娩的紧张恐惧、担心婴儿抚养等问题，也可能为诱发因素。

### 3. 产妇性格

如好胜、责任感强及神经质性格的产妇易发。

### 4. 压力

对于产妇来说，孩子固然带来了巨大的快乐和兴奋。但是，没有哪个产妇能完全兼顾繁重的工作和照顾婴儿。孩子出生后的一段时间，心中或许常充满兴奋，但接下来可能是失望，然后便感觉到无法应对作为母亲必须面对的挑战。

## 二、产后抑郁症的主要表现

产后抑郁症一般在产后 6 周内发病。症状轻微的表现为产后 3～5 天情绪不稳定，其发病率高达 50％，一般持续 2 天，不需要特殊治疗便会自愈。但有些严重的不能自行恢复，如果不治疗，症状可持续数周，甚至会很快发展为产后精神病。其症状主要表现为：

1. 莫名其妙地掉眼泪。
2. 失眠。
3. 压抑。
4. 特别担心孩子，心烦、爱烦交织。
5. 幻觉（包括伤到孩子的想象）。
6. 心绞痛或者心跳过速。
7. 交替发热或者打冷战。
8. 发抖、头晕或者气短。
9. 严重者甚至会有自杀的念头。

## 三、产后抑郁症的不良影响

患产后抑郁症的产妇不仅因情绪难以控制，而会给自身造成痛苦，在母婴相处方面也会构成很大障碍，主要表现为：

1. 不愿抱婴儿，不能给婴儿喂食，不能观察婴儿冷暖与否。
2. 不能注意婴儿的反应，如婴儿啼哭等不能唤起产妇注意。
3. 由于产妇的不正常抚摸，婴儿有时会变得难以管理。
4. 产妇与婴儿相处不融洽，产妇往往手臂伸直抱婴儿，且不注视婴儿。
5. 厌恶婴儿或害怕接触婴儿，甚至出现一些妄想，如婴儿生病或死亡（疾病妄想），婴儿的形状、大小改变或婴儿变为野兽等。

### 温 馨 提 示

产后抑郁症对母婴都会造成极大的不良影响。为防止产后抑郁症的发生，减轻产后抑郁症状，产妇及其家人都应积极配合进行心理护理。

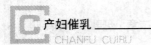
## 四、产妇心理护理措施

产妇心理护理措施见表2—4。

表2—4　　　　　　　　　　　产妇心理护理措施

| 序号 | 类别 | 护理措施 |
|---|---|---|
| 1 | 充实安排产妇日常生活 | （1）为产妇设计一张日常生活计划表，充实安排产妇每天的时间，使其生活不单调，同时也减少产妇胡思乱想的机会<br>（2）产妇日常生活安排方面，首先要安排好产妇与婴儿接触的时间，然后再安排其他活动，如散步、看电视、看书、游泳和做操等<br>（3）产妇可通过与老朋友聊天等使自己的生活充实起来。注意，活动安排应有张有弛，产妇在产褥期应以休养为主 |
| 2 | 合理调配产妇饮食 | 按照月子食谱，科学搭配产妇饮食，均衡营养。产妇应少食多餐，以便保障血糖含量的稳定，因为血糖含量不稳定可以导致情绪化。建议产妇多吃香蕉、西红柿和橙子等含钾丰富的食物 |
| 3 | 引导产妇与家庭成员和谐相处 | 一方面，要引导产妇多理解家庭其他成员，寻找一些新的方式与丈夫、婆婆等沟通；另一方面，产妇要勇于寻求和接受帮助，告诉家人自己的困惑和烦恼，让他们了解自己需要什么，而不要把事情都隐藏在心里，让别人猜自己的心思 |
| 4 | 要求产妇尽量回避家务事 | 产妇月子期间，身心都很脆弱，特别需要休息，所以，不要加太多的负荷。建议产妇少管或不管家庭中琐事，专心休养 |
| 5 | 建议产妇调整自己的生活 | 产妇对婴儿的疼爱是伟大母性的自然流露。但产妇也要学会在婴儿睡觉的时候让自己放松——读书、洗澡、看影碟，或找点其他感兴趣的事做，以此调整和丰富自己的生活 |
| 6 | 帮助产妇锻炼提高记忆力 | 帮助抑郁症产妇提高记忆力的一个好办法就是把一天要做的事记下来，然后做完一件，画掉一件。另外，深呼吸，也是锻炼提高记忆力的一个妙法 |
| 7 | 创造安静、舒适的环境 | 过度的困乏会使产妇精神状态不稳定，各种精神刺激都会使产妇产生烦恼、急躁或愤怒的情绪。对婴儿的性别、产后体形的恢复、婴儿将加重经济负担等敏感问题，都应尽可能避免在产妇面前提起 |
| 8 | 做好母乳喂养的引导 | 积极主动与产妇交流，教会她护理婴儿的一般知识和技能，消除产妇自认为无能的心态；教导其运用母亲角色，关心、爱护、触摸婴儿，进行情感交流；及时进行母乳喂养的指导，讲述母乳喂养的优点，推动母乳喂养的进行 |

续表

| 序号 | 类别 | 护理措施 |
| --- | --- | --- |
| 9 | 保证良好的家庭氛围 | （1）告诉其丈夫应主动协调好夫妻关系、婆媳关系，并尽可能多地陪伴在产妇身边<br>（2）指导产妇调整心态，加强产后的生活护理，正确对待和处理工作生活的各种变化，尽早融入社会生活 |
| 10 | 告知产后身心恢复平静的方法 | 在产后使用放松技巧和产后恢复训练，不但是消除肌肉、精神紧张，缓解疲劳，使身心恢复平静的一种方法，而且还有利于应对生活中的压力，增强自信心，消除产妇的焦虑与烦躁 |

## 五、需要治疗的情形

如果产妇有以下情形，应建议其找专业机构进行治疗：

1. 抑郁症状明显，严重干扰日常生活或无法照看婴儿。
2. 感觉极度疲倦和严重失眠。
3. 感到绝望和无助。
4. 感到失落，没有动力，对自己和家庭失去兴趣。
5. 有伤害婴儿的冲动或不想照看婴儿。
6. 有自杀倾向。

### 本 章 习 题

1. 母乳喂养的好处有哪些？
2. 常见母乳喂养的姿势有哪几种？
3. 使用吸乳器的注意事项有哪些？
4. 夜间喂奶应注意哪些事项？

本章纪要_____

# 第三章 女性乳房的生理结构与保健

## 引 导 语

　　了解女性乳房的生理结构和各个时期乳房发育及功能，掌握乳汁的生成和分类以及母乳对婴儿的好处。能准确分析出影响乳汁分泌的原因，给予正确的指导。通过观察喂奶时婴儿的表现及时发现母乳是否充足，查明原因，帮助产妇解决乳汁分泌不足的现象。掌握产妇催乳工作专业的技能，教会产妇在哺乳期间预防急性乳腺炎的方法，避免急性乳腺炎和乳癌的发生。

# 第一节 女性乳房的生理解剖

**培训目标**

1. 了解乳房的位置。
2. 掌握乳房的生理结构及功能。

## 一、乳房的位置

　　成年女性乳房位于胸前区，约在锁骨中线上位于第3～6肋骨之间，或第2～6肋间隙之间，内起胸骨旁，外达腋前线。

## 二、乳房的形态

　　女性乳房外形有圆盘形、半球形、圆锥形和下垂形，由乳房的皮肤、乳腺、筋膜及乳头、乳晕所构成。形态可因种族、遗传、年龄、哺乳等因素而差异较大。我国成年女性的乳房一般呈半球形或圆锥形，两侧基本对称，哺乳后有一定程度的下垂，或略呈扁平。老年妇女的乳房常萎缩下垂且较松软。

## 三、乳房的结构

### 1. 乳房解剖分区

经乳头画水平线和垂直线，把乳房划分为四个象限，如图3—1所示。

右侧乳房：12—3点方向为内上象限，3—6点方向为内下象限，6—9点方向为外下象限，9—12点方向为外上象限。

左侧乳房：12—3点方向为外上象限，3—6点方向为外下象限，6—9点方向为内下象限，9—12点方向为内上象限。

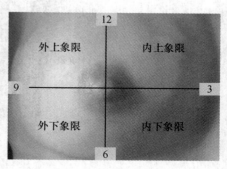

图3—1　右侧乳房

### 2. 乳房的生理结构

乳房主要由腺体及输乳管、脂肪组织和纤维组织等构成，其内部结构如同一棵埋在脂肪中倒着生长的小树（见图3—2、图3—3）。

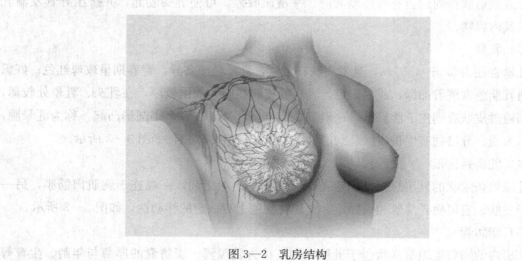

图3—2　乳房结构

（1）乳腺与输乳管

乳房腺体由10～100个腺泡（乳汁就是从这里产生的）组成了15～20个腺叶，每个腺叶都有1根乳腺导管，又名输乳管。乳腺小叶的数目和大小，个体差异很大，每个人在不同的时期也有所不同。输乳管汇集于乳晕，开口于乳头，在乳头处较为狭窄，继之膨大的

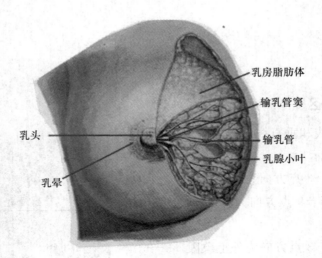

图3—3　乳房内部组成

部分有储存乳汁的作用。

（2）乳头

乳房的中心部位是乳头，正常的乳头两侧对称，乳头表面呈粉红色或棕色，直径为0.8～1.5 cm，上面有许多小孔，为输乳管开口。乳头由致密的结缔组织及平滑肌组成。平滑肌呈环形或放射状排列，当有外界刺激时，平滑肌收缩，可使乳头勃起，并挤压导管及输乳窦排出其内容物。

（3）乳晕

乳晕直径为3.5～4.5 cm，乳晕皮肤有色素，乳晕色泽各异，青春期呈玫瑰红色；妊娠期及哺乳期色素沉着加深，成深褐色。乳房的皮肤在腺体周围较厚，在乳头、乳晕处较薄，有时可通过皮肤看到皮下腺静脉，一般呈棕褐色。乳晕区有许多小圆形凸起，称为乳晕腺，较大而表浅，分泌物有保护皮肤、润滑乳头及婴儿口唇的作用，如图3—3所示。

（4）乳房悬韧带

乳腺被条索状的乳房悬韧带固定在胸部的皮下组织之间，一端连于胸肌肉筋膜，另一端连于皮肤。它可使乳房既相对固定，又能在胸壁上有一定的移动性，如图3—3所示。

（5）脂肪囊

乳房内的脂肪组织呈囊状包于乳腺周围，称为乳腺囊。脂肪囊的厚薄与年龄、生育等原因有关，个体差异很大。脂肪组织的多少是决定乳房大小的重要因素之一。

## 四、乳房的发育及功能

各个时期乳房发育情形，如图3—4所示。

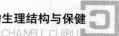

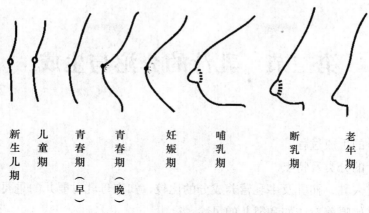

新生儿期　儿童期　青春期（早）　青春期（晚）　妊娠期　哺乳期　断乳期　老年期

图 3—4　不同时期女性乳房发育情况

### 1. 儿童期

乳腺仅含较短的有分枝的导管，随着身体的生长而发育。

### 2. 青春期

受卵巢及内分泌影响，乳腺的发育加快，导管系统分枝增加，乳房渐渐增大，脂肪也沉积于乳腺。

### 3. 妊娠期

由于卵巢和胎盘所产生的雌激素刺激乳腺导管生长，孕激素刺激乳腺腺泡生长，使乳腺发育、乳房增大，但不分泌乳汁。

### 4. 哺乳期

由于雌激素和孕激素的分泌量骤然下降，脑下垂体分泌的泌乳素增加，促使乳房分泌乳汁。另外，婴儿吮吸动作也能使泌乳素的分泌增加，使乳房不断分泌乳汁。

### 5. 断乳期

停止哺乳后，垂体泌乳素减少，乳腺功能减退，乳汁分泌渐渐停止。

### 6. 老年期

妇女随着卵巢功能减退，出现绝经。绝经后，乳房可因脂肪沉积而胀大，腺体却普遍缩小，输乳管缩小甚至消失，小叶结构明显减少，乳房萎缩。

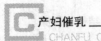

# 第二节　乳汁的分泌与生成

**培训目标**

1. 了解乳汁的生成过程。
2. 掌握乳汁的分类及特点。
3. 能够通过人乳、初乳及牛乳营养成分的比较，知道母乳对婴儿的重要性。
4. 了解配方奶喂养对产妇和婴儿的风险。

## 一、乳汁的生成

乳房的生长发育均受垂体前叶、肾上腺皮质和卵巢内分泌激素的影响，同时，也接受大脑皮质的间接调节。除此之外，还有甲状腺、睾丸等，这些内分泌腺都是通过分泌激素的方式直接或间接地制约乳房。

垂体分泌的催乳素及妊娠期分泌的胎盘泌乳素对乳房的生长发育及泌乳有重要的影响。当产妇胎盘娩出后，乳房开始进入泌乳状态，而且乳量还会逐渐增多，当"断奶"后，乳汁就会慢慢消失。婴儿吸吮乳头可刺激乳头的神经末梢，使垂体分泌催乳素，促使乳房分泌乳汁。婴儿吸吮越多、越早，乳汁分泌得也越多、越早，此为催乳反射，也称喷乳反射。乳腺腺泡内的乳汁如果不被排出，淤积其中，会抑制催乳反射，如图3—5所示。

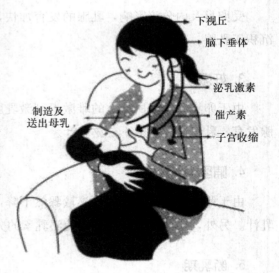

下视丘
脑下垂体
泌乳激素
催产素
子宫收缩
制造及送出母乳

图3—5　催乳反射

### 1. 乳汁的产生

乳汁是由下丘脑和垂体前叶来控制的。脑垂体前叶分泌一种叫垂体泌乳素的激素，泌乳素使乳腺细胞从血液里吸收养分和水，生成乳汁。

### 2. 乳汁的分泌

乳腺细胞制造出乳汁，分泌到腺泡内。

### 3. 乳汁的排出

吸吮刺激使脑垂体后叶释放催产素，这时腺泡周围的肌肉细胞收缩，刺激乳汁喷出。每次婴儿吮吸乳汁时，信号经大脑传达到脑垂体。婴儿开始吮吸 30～90 s 后，乳腺管压力增高，使得乳汁溢出。在这个过程中，泌乳素和催产素发挥着重要的作用。在乳汁分泌的调节过程中，还与雌激素、孕激素、生长激素、甲状腺素、肾上腺皮质激素、胰岛素等许多激素有关。

## 二、乳汁成分及分类

### 1. 母乳的营养成分

母乳含婴儿生长发育所需要的各种营养物质。尽管科学家与营养学家不遗余力地改良"乳制品"，使其营养价值尽量接近母乳，但始终无法取代母乳地位。母乳所含营养成分主要包括以下 4 种：

（1）蛋白质

人乳和牛乳中乳白蛋白与酪蛋白的比率不同。人乳中乳白蛋白的含量占总蛋白质的 70% 以上，与酪蛋白的比例为 2：1；而牛乳的比例为 1：4.5。乳白蛋白可促进糖合成，在胃中遇酸后形成的凝块小，利于消化。牛奶中大部分是酪蛋白，在婴儿胃中容易结成硬块，不易消化，会造成婴儿大便干燥。

（2）牛磺酸

人乳中含牛磺酸（氨基酸的一种）比牛乳更多。牛磺酸与胆汁酸结合，对消化有着重要的作用，可以维持细胞的稳定性。

（3）乳糖

母乳中所含乳糖比牛乳含量高，对婴儿大脑的发育有促进作用。母乳中所含乙型乳糖有间接抑制大肠杆菌生长的作用；牛乳中是甲型乳糖，则会间接促进大肠杆菌生长。此外，母乳中所含乙型乳糖还有助于婴儿吸收钙。

（4）脂肪

母乳中脂肪球少，且含多种消化酶，加上婴儿吸吮乳汁时舌咽分泌舌质酶，有助于脂肪的消化。因此，母乳对于缺乏胰脂酶的新生儿，特别是早产儿更为有利。此外，母乳中

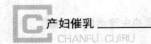

的不饱和脂肪酸对婴儿大脑和神经的发育有益。

（5）矿物质

母乳中钙和磷的比例为 2∶1，易于吸收，对防治佝偻病有一定作用；而牛奶中钙和磷的比例为 1∶2，不易吸收。

（6）微量元素

母乳中锌的吸收率可达 59.2％，而牛乳仅为 42％；母乳中铁的吸收率为 45％～75％，而牛乳中铁的吸收率仅为 13％。此外，母乳中还含有丰富的铜，对保护婴儿娇嫩的心血管有很大作用。详情见表 3—1。

表 3—1　　　　　　　　　　　人乳、初乳及牛乳营养成分比较

| 成分 | 人乳 | 人初乳 | 牛乳 |
|------|------|--------|------|
| 水 | 88 g | 87 g | 88 g |
| 蛋白质 | 0.9 g | 2.3 g | 3.3 g |
| 酪蛋白 | 0.4 g | 1.2 g | 2.7 g |
| 乳白蛋白 | 0.4 g | | 0.4 g |
| 乳球蛋白 | 0.2 g | 1.5 g | 0.2 g |
| 脂肪 | 3.8 g | 2.9 g | 3.8 g |
| 不饱和脂肪酸 | 8.0 g | 7.0 g | 2.0 g |
| 乳糖 | 7.0 g | 5.3 g | 4.8 g |
| 矿物质 | | | |
| 钙 | 34 mg | 30 mg | 117 mg |
| 磷 | 15 mg | 15 mg | 92 mg |
| 钠 | 15 mg | 135 mg | 58 mg |
| 钾 | 55 mg | 275 mg | 138 mg |
| 镁 | 4 mg | 4 mg | 12 mg |
| 铜 | 0.04 mg | 0.06 mg | 0.03 mg |
| 铁 | 0.21 mg | 0.01 mg | 0.21 mg |
| 锌 | 0.4 mg | 0.012 mg | 0.4 mg |
| 碘 | 0.003 mg | | 0.05 mg |
| 维生素 | | | |
| A | 190 IU | | 100 IU |
| $B_1$ | 0.016 mg | | 0.044 mg |

续表

| 维生素 | 人乳 | 人初乳 | 牛乳 |
|---|---|---|---|
| B$_2$ | 0.036 mg | | 0.175 mg |
| 烟酸 | 0.147 mg | | 0.094 mg |
| B$_6$ | 0.01 mg | | 0.064 mg |
| 叶酸 | 0.052 mg | | 0.055 mg |
| B$_{12}$ | 0.000 03 mg | | 0.000 4 mg |
| C | 4.3 mg | | 1.1 mg |
| D | 0.4～10.1 IU | | 0.3～4.0 IU |
| E | 0.2 mg | 0.04 mg | |
| K | 0.001 5 mg | 0.006 mg | |

### 2. 乳汁的分类

（1）按照产后的时间划分

产妇在整个哺乳期分泌的乳汁成分不是固定不变的。按照产后的时间可分为 3 个阶段：分娩后 7 天内分泌的乳汁叫初乳；7～14 天分泌的乳汁叫过渡乳；14 天后分泌的乳汁叫成熟乳。不同阶段的乳汁适合不同年龄段婴儿需要。

1）初乳。初乳一般呈黄色，比较黏稠，是营养价值最丰富、价值最高的母乳。脂肪成分少，蛋白质成分多，且多有抗感染成分存在，白细胞含量也多，这些免疫成分能使新生儿免受感染。初乳中含有生长因子，促进小肠绒毛成熟，阻止不全蛋白代谢产物进入血液，防止发生过敏反应。初乳有轻微的通便作用，能使胎粪早日排出。因胎粪所含大量胆红素，其中 50% 能被肠道重吸收，所以，初乳能减少高胆红素血症发生的机会。初乳中磷脂、钠、维生素 A、维生素 E 含量也高。所含 β—胡萝卜素、蛋白质和有形物质也都比较高，前 3 天为 2～20 mL。由于初乳中的蛋白质比较多，尤其是免疫球蛋白 IgA，所以，被称为人体最早获得的口服免疫抗体。

2）过渡乳。过渡乳脂肪含量最高，乳糖含量也在增加，但蛋白质和矿物质的含量却在逐渐减少，母乳量也渐渐增多，可达到每天 500 mL 左右。过渡乳顾名思义就是初乳向成熟乳的过渡，过了这段时期，母乳就转变成为成熟乳了。

3）成熟乳。成熟乳实际上要到 30 天左右才趋于稳定。成熟乳呈白色，脂肪、乳糖、消化酶逐渐增加，分泌量逐渐增加，每天的乳汁量也增至 700～1 000 mL，其中，含矿物质和维生素能满足 6 个月内婴儿的营养需要。但是，成熟乳含铁较少，4 个月时要为婴儿添加含铁元素食物。

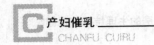
（2）按母乳分泌先后划分

按母乳分泌先后可分为前奶和后奶。

1）前奶。先吸出来的奶叫前奶，它虽然看上去比较稀薄，却富含水分、蛋白质，因此，纯母乳喂养的婴儿，在出生后 4 个月内一般不需要额外补充水分。

2）后奶。前奶以后的乳汁，变成白色，比较浓稠，这便是后奶。后奶富含脂肪、乳糖和其他营养素，能提供许多热量，保证婴儿吃后不会经常饿。

（3）按照母乳的浓稠度划分

按照母乳的浓稠度，母乳可分为稀奶和稠奶两种。一般来说，如果产妇平时平衡膳食，营养均衡，母乳会比较浓，母乳的营养相对丰富；如果产妇营养跟不上，吃的东西比较稀，母乳也会稀一点。

母乳稀一两次无所谓，如果一直这样，就难以满足婴儿的营养需求，因此，要随时关注婴儿的生长发育是否达标，一旦营养跟不上，就要添加一些富含蛋白质的辅食。

但是，产妇营养过于丰富也不好，那样母乳有时会飘着一层油，婴儿吃了这样的奶，因无法消化，很容易出现"脂肪泻"。

母乳始终是婴儿，尤其是 6 个月以下的婴儿最适宜的食物，母乳的营养丰富，蛋白质、脂肪、糖、钙和磷的比例都很适当，蛋白质多为乳白蛋白，脂肪多为不饱和脂肪酸。同时，母乳缓冲力少，对胃酸中和作用弱，这些都有利于婴儿的消化和吸收。母乳中含有优质的蛋白质、必需氨基酸以及乳糖较多，这些都有利于婴儿大脑的发育。母乳还具有增进婴儿免疫力的作用，在预防小儿肠道或全身感染中具有一定的作用。

---

### 温馨提示

在怀孕后期及产后头几周，可能因为乳房内微血管皲裂而造成母乳内有红血丝，也可能是因为乳头受伤或者挤奶过程用力不当造成出血，对婴儿通常都无害。这样的状况通常在 1～2 周内就自动消失，可持续喂婴儿喝。若持续超过 2～3 周，则应就医安排进一步的乳房检查。

---

## 三、配方奶喂养的风险

配方奶喂养的风险见表 3—2。

表 3—2                                                     配方奶喂养的风险

| 配方奶喂养对于婴儿和儿童的风险 | 配方奶喂养对于产妇的风险 |
| --- | --- |
| (1) 增加患哮喘的风险 | |
| (2) 增加患过敏的风险 | |
| (3) 增加延缓认知的风险 | |
| (4) 增加患急性呼吸系统疾病的风险 | |
| (5) 增加患牙齿错位咬合的风险 | (1) 增加患乳腺癌的风险 |
| (6) 增加因使用受污染的配方奶而感染的风险 | (2) 增加超重的风险 |
| (7) 增加营养缺乏的风险 | (3) 增加患卵巢癌和子宫肌瘤内膜癌的风险 |
| (8) 增加患儿童癌症的风险 | (4) 增加患骨质疏松症的风险 |
| (9) 增加患慢性疾病的风险 | (5) 减少后代自然间隔 |
| (10) 增加患糖尿病的风险 | (6) 增加患风湿性关节炎的风险 |
| (11) 增加患心血管病的风险 | (7) 增加紧张和忧虑的风险 |
| (12) 增加肥胖的风险 | (8) 增加患母性糖尿病的风险 |
| (13) 增加患胃肠感染的风险 | |
| (14) 增加死亡的危险 | |
| (15) 增加患中耳炎和耳朵感染的风险 | |

# 第三节　影响乳汁分泌的原因

**培训目标**

能够准确分析影响产妇乳汁分泌的原因。

据统计，在正常分娩的初产妇中，约有 40％的人发生缺乳；在剖宫产的产妇中，缺乳发生率高达 80％。缺乳的原因很多，主要有以下几种因素：

## 一、与乳房生理结构有关

经常听到有些产妇抱怨，自己的乳房又大又好，却没有多少母乳，而有的人乳房不大，却母乳很多，孩子吃也吃不完。其实，一个人泌乳量的多少与组成乳房的结构有关。乳房主要由脂肪、结缔组织和腺体组成，但只是腺体组织有泌乳作用。所以，泌乳量的多少与腺体组织的成分成正比，与乳房的大小、形态无直接关系。乳房外形发育得再好，其内主要是脂肪和结缔组织，有分泌功能的腺体组织很少，乳量自然不会很多；相反，乳房体积虽小，但有分泌功能的腺体组织很多，所以就会有足够的乳汁分泌出来。

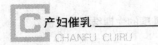
## 二、与乳腺管是否通畅有关

因为乳房内有很多腺泡，乳汁分泌后必须从乳腺管转到输乳管。其中，任何一个腺小叶或腺泡堵塞，都会影响乳汁的畅通，不畅通就会影响乳汁分泌。中医按摩是畅通乳腺管的最好方法，通过穴位按摩，改善乳房血液的循环，疏通乳腺管，避免乳汁淤积、乳房肿胀、乳腺炎的发生。

## 三、与产妇生理因素有关

如果产妇患有严重的贫血，或有慢性消耗性疾病，如肝炎、结核、甲状腺疾病等，或分娩时失血过多，或难产、剖宫产、产后出血、产后感染等情况时，都会导致自身营养严重缺乏，很难维持正常的哺乳。因此，在哺乳婴儿前，应当积极治疗这些疾病，尽量避免分娩后乳汁缺乏，影响正常哺乳。

## 四、与饮食调理有关

产妇在生产过程中消耗大量的能量和精力，往往在体力上和精神上都大大减弱，需要一个康复的过程和条件。因此，哺乳的产妇应多吃营养丰富的食物和汤类，不仅应补充足量的蛋白质、糖、脂肪和水，还需要有丰富的矿物质和维生素，以增加母乳量和提高奶质，满足婴儿成长需要。

## 五、与产妇的精神因素有关

哺乳期如果有焦虑、烦恼、恐惧、不安等情绪变化，会通过精神反射而影响乳汁的分泌与排出。为了产后有充足乳汁分泌，产妇应保持精神愉快、充分休息，应有母乳喂养的自信心，相信会有足够的母乳喂养婴儿。另外，家人应积极配合，营造愉快的和谐氛围，尽可能地避免产妇产后抑郁症的发生。

## 六、与喂奶的姿势和方法有关

正确的哺乳姿势和技巧是成功母乳喂养的关键，产妇感到舒适，乳汁流淌才会顺利。错误的哺乳姿势容易让产妇和婴儿感到疲劳而影响乳汁的分泌。喂奶时应左右轮换着喂，

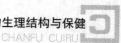
先吸空一侧乳房再换另一侧。下次喂奶应从上次喂奶时最后被吸的一侧乳房开始。如果母乳量多，婴儿在 10～15 min 即可吃饱。如果有多余的奶水，应用手挤出，以利于乳房的排空和乳汁的再分泌。否则，乳房里面常有剩余的乳汁，会使乳量越来越少，而且容易发生乳腺炎。

## 七、与婴儿吸吮有关

吸吮是新生儿一出生就有的一种先天生理反射。新生儿的吸吮刺激越早，乳汁分泌的也就越早。现在主张新生儿出生半小时内开始哺乳，尽管此时母乳尚未分泌，但这种刺激却给了中枢神经一个信号："孩子需要吃奶，应该分泌泌乳素了。"这种经常的、反复的刺激，是决定母乳量的关键所在。另外，婴儿的哭声也是一种强有力的精神刺激因素，可以促进乳汁分泌。可见，早开奶、早刺激、母婴同室，都有利于促进乳汁分泌。

# 第四节　母乳充足的判断

**培训目标**

1. 了解健康产妇乳汁日分泌量。
2. 掌握母乳充足的表现。
3. 掌握母乳不足的表现。

## 一、乳汁的日分泌量

正常产妇产后乳量逐天增加，一周后每天可泌乳 250～300 mL，1 个月后每天可泌乳 500～600 mL，6 个月时，每天可泌乳 1 000 mL。产后 5 周左右，泌乳达最高量，每天可泌乳 1 000～3 000 mL，此后逐天减少。健康产妇乳汁分泌量见表 3—3。

表 3—3　　　　　　　　　　　　　健康产妇乳汁分泌量

| 产后时间 | 每次哺乳量（mL） | 每天平均哺乳量（mL） |
| --- | --- | --- |
| 第 1 周 | 18～45 | 250 |
| 第 2 周 | 30～90 | 400 |
| 第 3 周 | 45～140 | 550 |
| 第 4 周 | 60～150 | 700 |

续表

| 产后时间 | 每次哺乳量（mL） | 每天平均哺乳量（mL） |
|---|---|---|
| 第 5 周 | 75～160 | 750 |
| 第 6 周 | 90～180 | 800 |
| 第 7 周 | 120～220 | 1 000 |

## 二、母乳充足的表现

1. 喂奶时伴随婴儿的吸吮动作，有"咕噜咕噜"的吞咽声。

2. 哺乳时产妇有下乳感，哺乳后乳房由硬变柔软。

3. 婴儿感到满足，表情快乐，入睡时安静、踏实。

4. 婴儿每天换尿布 6 次左右，大便 2～4 次，呈金黄色糊状。

5. 婴儿体重平均每周增加 150 g 左右，满月时要增加 600 g 以上。

## 三、母乳不足的表现

1. 喂奶时听不到婴儿的吞咽声。

2. 婴儿吃奶的时间长，常常会放弃乳头大哭不止。

3. 哺乳后婴儿出现浅睡、睡不踏实，一会又会出现觅食反射。

4. 婴儿大小便次数减少、量少，体重增长缓慢或停滞。

# 第五节　产后缺乳的原因与预防

**培训目标**

1. 掌握产后缺乳的原因。

2. 能够帮助产妇预防产后缺乳。

产后缺乳，又称产后乳汁不足。产后缺乳多发生在产后几天至半个月内，也可发生在整个哺乳期，也有生育后根本没有乳汁分泌的情况。

在正常分娩的初产妇中，有 30％～40％的人发生缺乳，这个比例比较大。而在剖宫产的产妇中，缺乳发生率则高达 70％～80％。

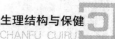

# 一、产后缺乳的常见原因

### 1. 未尽早哺乳

未能尽早哺乳，哺乳时间短，次数少，是产后缺乳的最常见的原因。

产妇对哺乳缺乏正确的认识，一些产妇担心哺乳后影响形体的美观，本身就不想给孩子喂奶，即使勉强给孩子喂奶，次数也相对较少，由于缺少吸吮的刺激，致使乳汁的分泌越来越少。

### 2. 饮食结构改变

有些爱美女性，为了追求身体苗条，一般吃得很少，而且强调多吃水果和蔬菜，这种偏食现象会导致产妇体内的蛋白质、脂肪、碳水化合物等营养素缺乏，当然乳汁也不会多。

### 3. 精神因素影响

快节奏的现代生活、紧张的工作环境等客观因素使人的情绪产生了极大的波动，烦躁、惊喜、忧愁、郁闷等情绪随时都可能发生，这些因素通过产妇大脑皮层影响垂体的功能，抑制催乳素的分泌，导致缺乳。

### 4. 内分泌的作用

女性垂体分泌的催乳素，它的作用是使已经发育成熟的乳腺分泌乳汁，环境的影响及各种疾病的困扰，都会影响女性垂体的功能，从而抑制催乳素的分泌，导致产妇缺乳。哺乳期内若服用避孕药，大剂量的雌激素也可导致产妇缺乳。

### 5. 胸罩的作用

现代女性习惯使用胸罩，如果产前使用胸罩太小，限制乳房的发育，在胸罩的压迫下致使乳头和胸罩之间摩擦加剧，造成乳管堵塞，引起乳汁少或无乳的现象。另外，胸罩、衣服的纤维堵塞乳头上的乳孔，也会让产妇缺少乳汁。为了避免这种情况的发生，在怀孕期就应该注意：

（1）不要戴过紧的胸罩。

（2）穿棉织品的胸罩。

（3）不要将胸罩和其他衣服混在一起洗。

（4）每次换用胸罩前要将其内侧的灰尘、纤维拂净。

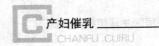

（5）坚持擦洗、按摩乳房，注意乳头卫生。

### 6. 药物影响

产妇若服用含雌性激素的避孕药，或因疾病正接受某些药物治疗，有时会影响泌乳量，此时应避免使用这些药物。在生病就诊时，应让医生知道产妇正处于哺乳期。各种药物对婴儿的影响，见表3—4。

表3—4 各种药物对婴儿的影响

| 序号 | 药物 | 对泌乳或婴儿的影响 |
|------|------|------------------|
| 1 | 乙醇（酒精） | 普通剂量不经由乳汁排泄 |
| 2 | 氯仿 | 由乳汁排泄 |
| 3 | 巴比妥盐类 | 经由乳汁排泄，但剂量小，不致使婴儿发生反应 |
| 4 | 溴剂 | 可使婴儿发生皮疹 |
| 5 | 吗啡 | 乳汁内未能发现吗啡的存在，甚至吗啡嗜好者，每天吸食大量吗啡，乳汁中也不含有吗啡 |
| 6 | 阿托品 | 可使乳汁显著减少，并能通过乳汁影响婴儿 |
| 7 | 东莨菪碱 | 仅有极少量存在于乳汁内 |
| 8 | 烟草素 | 可出现于乳汁内，且可使泌乳减少 |
| 9 | 酚类物质 | 仅有极少量达到乳汁内，对婴儿大便无显著影响 |
| 10 | 磺胺类 | 在乳汁内有游离和结合的两种形态存在，产妇停止服用后几天内，乳汁内仍存在此药，一般对婴儿不发生中毒作用 |
| 11 | 青霉素 | 少量由乳汁排出 |
| 12 | 乌洛托品 | 服用一小时后，乳汁内可含有高浓度的乌洛托品 |
| 13 | 碘 | 极少量由乳汁排出 |
| 14 | 氟 | 有少量存在于乳汁内 |
| 15 | 麦角碱类 | 由乳汁排出，有些婴儿可发生中毒现象 |

### 7. 过度劳累和健康情况

过度劳累和营养不良可使泌乳量减少。泌乳与年龄、胎次和产妇的健康状况等也有关系，一般初产妇乳量较少；大龄初产妇泌乳更显著地减少。产妇若有慢性消耗性疾病、急性传染病和贫血等，泌乳量也将受到影响。

### 8. 过早添加配方奶或其他食品

由于婴儿已经吃了其他食物，并不感觉饥饿，便自动减少吸奶的时间，这样一来，乳汁量便会自动减少，这是造成乳汁不足的主要原因之一。

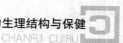

### 9. 哺喂方法不当

有些产妇担心婴儿吃奶太多消化不了，而对哺喂次数和喂奶时间加以限制，结果乳房乳汁不能排空，造成乳汁淤积，转而影响乳汁分泌，导致乳汁分泌减少。事实上，哺喂母乳不必有固定的时间表，婴儿饿了就可以吃，每次哺喂的时间应由婴儿自己来决定。有时婴儿的嘴离开产妇的乳头，可能只是想休息一下，喘一口气（吸吮乳汁对婴儿来说是很累的），或是因为好奇心想要观察周围的环境等。

### 10. 产妇营养不良

产妇平日应该多注意营养，不偏食，不应为过度减轻体重而节食，以免影响乳汁的分泌，最好多食用富含蛋白质的食物和进食适量的液体，并注意营养均衡。乳汁开始分泌后，如果发生营养不良、精神恐惧或抑郁等，可直接影响丘脑下部，致使脑垂体前叶催乳激素分泌减少，导致乳汁不分泌或分泌量减少。

### 11. 人工吸乳方法不当

有的产妇开始上班后，不便直接哺喂，便用吸乳器吸出母乳喂食婴儿，没想到却越吸越少。此时，应先检查人工吸乳器是否损坏，由于大多数人工吸乳器并不像婴儿的嘴部那般具有增加母乳量的能力，因此，在使用人工吸乳器时，千万保持耐心，慢慢将奶吸净，使乳房像婴儿吸吮一样排空乳汁。

### 12. 产妇睡眠不足

有的产妇要给孩子喂奶，又要工作，十分耗费精神和体力，建议这一类型的产妇应该放松心情，多找时间休息，保障足够的睡眠时间，这会有助于解决暂时乳汁不足的问题。

### 13. 垂体功能低下或孕期胎盘功能不全

垂体功能低下或孕期胎盘功能不全时，由于促性腺激素、促肾上腺皮质激素、生长激素，以及雌激素、孕激素分泌不足，阻碍乳腺的发育，进而影响产后乳汁分泌。

## 二、产后缺乳的预防

### 1. 劳逸结合

注意休息，保持生活的规律性，保证充足的睡眠，精神愉快，防止过度劳累。晚上最

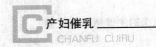

好有专人护理新生儿，让产妇保持充分的睡眠。

### 2. 及早哺乳

产后早期哺乳，以刺激乳汁尽早分泌。当新生儿断脐后于 30 min 内放在产妇胸前并帮助新生儿吸吮乳头。

因为吸吮反射是人的本能，这一反射在出生后 10～30 min 最强。早接触、早吸吮，有助于母乳喂养成功。吸吮还可以使产妇脑垂体释放催产素和催乳素。前者加强子宫收缩，减少产后出血。后者可刺激乳腺泡，提早乳房充盈，延长母乳喂养的时间。以后按需哺乳，不要定时喂奶，只要婴儿饿了就可以喂奶。一般间隔 3 h 喂奶一次，每次 15～20 min，两侧乳房交替进行，尽量使乳汁排空，以保持乳房的最大分泌量。

### 3. 早治疗

缺乳治疗的时间越早则疗效越好，一般在产后半个月内治疗效果较好。延误治疗时间过长，乳腺腺上皮细胞萎缩，此时治疗往往疗效不佳。

乳头皲裂者，要用清水擦洗乳房，避免用肥皂或酒精等刺激物清洗。鼓励产妇克服怕疼心理，指导正确喂哺方法。乳头破裂较重者，暂停哺乳 24 h，用双手挤出乳汁喂养婴儿。

扁平乳头及凹陷乳头的产妇应做伸展及牵拉练习，用乳头牵引器抽吸乳头效果更佳。

产妇患病，不能哺乳，应先将乳汁挤出，每天挤奶 6～8 次，以保持泌乳。待去除疾病后，继续母乳喂养。

### 4. 注意预防并发症

若产后缺乳是因为乳腺腺叶的导管堵塞或不良哺乳习惯（不按需哺乳、乳汁没吸空），致乳汁未能排空，会并发积乳囊肿。此外，若乳汁淤积，则易于继发感染，由此并发急性乳腺炎。

# 第六节  产后乳房保健

**培训目标**

1. 掌握防止乳房下垂的方法。
2. 掌握产后乳房的正确护理方法，预防急性乳腺炎的发生。

## 一、防止乳房松弛下垂

### 1. 坚持戴胸罩

戴胸罩时，要选择大小合适的胸罩，用双手将乳房周围多余的脂肪拢到胸罩内，使乳房看上去丰满、挺拔。

### 2. 哺乳期正确喂奶

在哺乳期内，要采取正确的喂奶方法，两个乳房要交替喂奶，当婴儿只吃空一侧乳房时，产妇要将另外一侧乳房的乳汁用吸乳器吸空，保持两侧乳房大小对称。同时，在喂奶时不要让婴儿牵拉奶头。要避免乳腺炎的发生。

### 3. 经常按摩乳房

在每晚临睡前或是起床前，产妇可以躺在床上自行按摩。将一只手的食指、中指、无名指并拢，放在对侧乳房上，以乳头为中心，顺时针方向由乳房外缘向内侧画圈，两侧乳房各做 10 次。这项按摩可促进局部的血液循环，增加乳房的营养供给，并有利于雌激素的分泌。

### 4. 沐浴乳房

在沐浴时，使用莲蓬头冲乳房，最好进行冷热交替喷洒，冷热的交替刺激有助于提高胸部皮肤张力，促进乳房血液循环。

### 5. 不要节食减肥

有些产妇面对自己发胖的身体，急于进行节食减肥，节食的后果是使乳房的脂肪组织变薄，乳房随之缩小。

### 6. 多吃富含维生素 E 和维生素 B 的食物

多吃富含维生素 E 和维生素 B 的食物，如瘦肉、蛋、奶、豆类、胡萝卜、莲藕、花生、麦芽、葡萄、芝麻等，有利于保持乳房的健康。

### 7. 健胸操

最有效、最经济的美乳方法首推健胸操。产后，如果及时进行胸部肌肉锻炼，能使乳

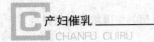
房看上去坚挺、结实、丰满。但健胸运动不是一日之功，需要长期坚持，效果才明显。

## 二、急性乳腺炎的预防

### 1. 急性乳腺炎的好发时间

急性乳腺炎多数发生在缺乏哺乳经验的初产妇身上，产后的 1 个月内是急性乳腺炎的高发期，6 个月以后的婴儿开始长牙，这个阶段乳头容易受到损伤，也应该小心预防，还有断奶期更要警惕急性乳腺炎的发生。

### 2. 急性乳腺炎的症状

产妇患急性乳腺炎，起初会感觉到乳房疼痛，局部出现硬块、胀痛。随着病情发展，还可能出现怕冷、打寒战、体温升高，有时可至 39℃ 以上，脉搏加快。一般情况下，只有一侧的乳房出现发炎的症状。患病的乳房疼得不能按，局部皮肤发烫、红肿，并有硬块。同一侧的腋窝处淋巴结肿大，按压有疼痛感。如果到医院查血常规，会显示白细胞数量明显增高了。

当然，急性乳腺炎的症状会因人而异，有不同的表现。正在服用抗菌药物的产妇，局部发炎的症状可能被掩盖。如果得不到及时处理和治疗，患病的乳房很可能会化脓，甚至内部组织受到破坏，严重的会发生乳瘘。

### 3. 急性乳腺炎的预防方法

（1）避免乳汁淤积，防止乳头损伤，并保持乳头清洁。

（2）应加强孕期的卫生保健，产妇应该经常用温水、香皂洗净两侧乳头。如果有乳头内陷，可经常挤捏、提拉进行矫正。

（3）产后要养成定时哺乳的习惯，不让婴儿含着乳头睡觉，每次哺乳尽量让婴儿把乳汁吸空，如果有淤积，可按摩或用吸乳器排尽乳汁。

（4）哺乳后应清洗乳头。

（5）乳头如果有破损或皲裂，要及时治疗。

（6）注意婴儿的口腔卫生。

## 三、乳腺炎的有效处理

原则上应先消除感染，排空乳汁。

### 1. 托起乳房

提高乳房可以改善乳房的血液循环，穿着合适的胸罩托起乳房，使血液循环通畅，局部不充血，肿胀容易消退，炎症才可以控制。

### 2. 促进乳汁排空

患病的乳房应暂停哺乳，但要按时把母乳挤出，每天 7～8 次，每次均应尽量将乳汁排空，这是治疗早期急性乳腺炎、防止形成脓肿最有效的措施。必要时可由有经验的催乳师或是医护人员帮助挤奶。

### 3. 局部理疗和热敷

可用热毛巾盖住发炎的乳房，采用热敷的形式，每次 20～30 min，每天 3～4 次；也可以把浴缸放满温热的水，侧身躺在里面，把患病的乳房浸在水中，有利于早期炎症的消散。

### 4. 中医中药

可用蒲公英、野菊花等清热解毒的药物；局部红肿，可涂玉露膏或如意金黄油膏；皮肤微红或不红的，用冲和膏、太乙膏；硬结难消的可用九香膏外敷。

大多数产妇在采取了以上方法后，24 h 之内情况就会有所好转。如果持续发烧、症状加重、双侧乳房发炎、奶中有脓或血，应立即到医院就诊。

注意：用药前请征求医生的意见。

## 四、预防乳腺癌

女性在怀孕哺乳期体内激素水平会大为改变，因此，比平时更容易患乳腺癌。产后乳腺癌多数恶变程度高，病变进展迅速，很容易复发和转移。由于其症状与乳腺炎症类似，常常被产妇所忽略。要治疗产后乳腺癌，最重要的是做好预防，常见的预防产后乳腺癌的方法如下：

### 1. 提倡母乳喂养

美国科学家的一项大规模调查表明，有 13％的妇女乳腺癌患者都是由于分娩后没有给孩子正常哺乳引起的。若能在分娩后给孩子正常哺乳一年，其乳腺癌的发病率较分娩后人工喂养的妇女低 50％。研究认为，过多雌激素与乳腺癌密切相关。哺乳能抑制卵巢分泌过多的雌激素，并能降低乳腺细胞的过度增殖。所以，提倡母乳喂养不仅对孩子健康有益，

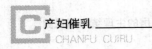
还是预防产妇患乳腺癌的有力措施。

### 2. 补充维生素 D

维生素 D 能预防乳腺癌，并能降低乳腺癌手术后的复发率。这可能是由于维生素 D 能调节人体防御系统，增强人体免疫功能的缘故。人体内维生素 D 主要来自皮肤中的麦角固醇经日光中的紫外线照射后转变而成。科学家指出，为预防乳腺癌，尤其是在日光照射不足的冬季，要注意多晒太阳。长期在见不到阳光的高楼大厦中工作的妇女，更应重视阳光照射。必要时，可适当补充些维生素 D。

### 3. 精液预防乳腺癌

近年研究表明，凡有正常性生活的妇女，丈夫的精液有规律地作用内外生殖器，对阴道、子宫颈、子宫、输卵管等处能起到有益的消毒杀菌作用。与间隔过久或多年不过性生活的妇女相比，患阴道炎、子宫炎、子宫内膜炎与输卵管炎的机会要少得多。精液还有预防乳腺癌作用。对 300 名已婚妇女的 6 年调查显示，使用避孕套的 35～62 岁妇女，乳腺癌的发病率比服用避孕药与采用其他方式避孕的妇女高 5 倍。据研究，精液在保持体内激素水平的平衡上起着关键性的作用，从而可以预防乳腺癌，至少能减少乳腺癌的发病率。因此，育龄夫妇选择避孕措施时宜综合考虑，不宜只选用避孕套。

### 4. 和谐的性生活

乳房是女性的性器官之一，在性生活时有明显的静脉充血，此时，乳房略有增大，乳头因肌肉收缩而竖起，乳晕变红增厚。性高潮时乳房可有轻微抖动之感。性反应消退后，乳房又可恢复到原有形态，此过程一般持续 15～30 min。当性反应不协调时，女性可有乳胀和胸部不适应感。此时，乳房充血和消退都比较慢，这属于乳房瘀血阶段。如果性冷淡，性欲低或者长期没有规律的性生活，有些人会出现乳结。据乳腺癌发病人群调查，终身未婚、离婚、孀居，或夫妻感情不和谐，发病率较高。

### 5. 体育运动

对女运动员来讲，大运动量可影响排卵，在训练期常发生错过月经甚至不来月经，初潮来得晚，患乳腺癌的危险性相应减少。医学证明，雌性激素对乳腺癌有影响，体育运动会导致月经错乱，从而减少雌激素对乳腺癌的影响，患乳腺癌的危险性随之降低。

综上所述，预防乳腺癌还必须配合规律的饮食、保持乐观的心态。

## 本 章 习 题

1. 母乳的营养成分有哪些？

2. 乳汁的分类有哪些？

3. 影响乳汁分泌的因素有哪些？

4. 产后常见的缺乳原因有哪些？

5. 如何判断母乳是否充足？

6. 如何预防急性乳腺炎的发生？

7. 产后如何防止乳房松弛下垂？

**本章纪要**_____

_____

_____

_____

_____

_____

_____

# 第四章 产妇乳房的检查

## 引 导 语

乳房检查的方法有很多，常见的有触诊、X线和彩超。产后可以进行一次乳房彩超检查，全面了解乳房组织情况，检查是否有乳房组织疾病。平时通过触诊或自检即可，主要检查乳房皮肤表面、乳头乳晕、乳房肿块、乳头溢液等情况。

产妇在产后出现缺乳、少乳和乳房问题的时候，可以通过问检、望检、触检的乳房检查方法，及时发现产妇乳房存在的问题原因，初步确定解决方案。

## 温 馨 提 示

产后，乳房会充满乳汁，变得非常娇嫩、丰满。由于担负着喂养婴儿的重任，每天和婴儿嫩嫩的小嘴和脸蛋接触，乳房的外表也非常"柔弱"，常常抵不住外部哪怕轻微的伤害，乳房疼痛、乳胀、阻塞等常常会困扰产妇，严重的可能感染乳腺炎，威胁乳房健康，还会影响泌乳系统，造成乳汁滞流，产妇同侧淋巴结肿大、发热、白血球增高等症状。而乳房分泌的乳汁又直接影响着婴儿的健康，因此，给乳房做体检，不仅是对产妇的保护，也是对婴儿健康成长的保障。

# 第一节 问 检

**培训目标**

掌握问检的相关内容。

## 一、基本信息

询问产妇基本状况，包括年龄、生育史、身高、体重、分娩形式、饮食、睡眠及情绪等。

## 二、既往史及家族史

1. 询问产妇是否有遗传家族少乳史。
2. 是否得过有关乳腺方面的疾病。

## 三、产后现状

1. 产后是否有过挤压现象发生。
2. 是否有情绪上的极度变化。
3. 产后是否受过惊吓。
4. 产妇的饮食营养情况。
5. 睡眠情况。
6. 是否有乳腺不通现象。
7. 是否有慢性疾病等。
8. 产前是否做过乳房手术。
9. 现在乳房是否有局部红、肿、热、痛状况。
10. 是否有打寒战、发烧等情况。

# 第二节 望 检

**培训目标**

1. 熟悉乳房检查望检的相关内容。
2. 掌握望检的要求及注意事项。

## 一、望检的内容

### 1. 乳房皮肤表面

主要检查乳房表面的色泽、有无水肿、浅静脉怒张、皮肤皱褶等。如果皮肤发红或存

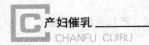

在上述现象要注意是否有乳管阻塞。

### 2. 乳头乳晕

乳头很容易疼痛，严重的还会皲裂，因此要及时检查乳头是否有畸形、抬高、回缩、凹陷、糜烂及脱屑等，提前预防治疗；乳晕颜色以粉红色为佳。

### 3. 乳头溢液情况

需检查乳头是否溢液，并详查其是自行溢出还是挤压后而出、单侧还是双侧、溢液的性状如何等。

## 二、望检的方法

脱去上衣，双肩下垂，在明亮的光线下，面对镜子做双侧乳房的望检：后侧乳房是否对称，大小是否相当，两侧乳头是否在同一水平上，乳头是否有回缩凹陷；乳头、乳晕有无糜烂，乳房皮肤色泽如何，有无水肿或橘皮样变，是否红肿触痛等炎性表现，乳腺区浅表静脉是否怒张。然后双手叉腰，身体做左右旋转状，及时观察以上变化。

## 三、望检的注意事项

1. 双手举过头顶。
2. 将双手用力插在腰部，收缩胸肌。
3. 身体前倾，观察乳房的形状，乳头、乳晕的变化。
4. 注意双侧乳房外形的变化，是否对称，有无局部的皮肤隆起、凹陷和橘皮样改变，以及乳房表面皮肤有无红、肿、热、痛症状。
5. 双侧乳头是否对称，有无近期凹陷，乳头有无鳞屑，轻轻挤压乳头，观察有无分泌物。检查腋下是否有副乳及乳头开口。

# 第三节 触 检

**培训目标**

掌握专业的触检方法，能准确查出乳房问题。

触检的操作方法如图 4—1 所示。

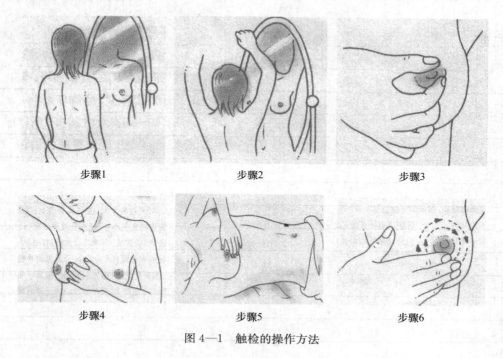

步骤1　　　　　　　　　步骤2　　　　　　　　　步骤3

步骤4　　　　　　　　　步骤5　　　　　　　　　步骤6

图 4—1　触检的操作方法

1. 身体向右侧斜卧，屈膝。右手置于前额，在右肩下垫一片枕头。

2. 用左手食指、中指、无名指的指腹抠按右侧乳房。注意：切忌将乳腺组织捏起检查。

3. 从腋窝到乳头，以及从锁骨到胸罩下缘开始检查乳房外侧。

4. 检查乳房时，指腹用力逐渐由轻到重，可分为三步：首先轻触乳房皮肤；然后使用中等的力量按压乳房；最后用力检查，以能触摸到肋骨。

5. 接着转为仰卧。弯曲右手肘部，手臂放在头的一侧，开始用左手检查右侧乳房的内侧部分。方法同外侧部分，范围从乳头到胸部正中以及从锁骨到胸罩下缘。

6. 然后检查锁骨上部及锁骨下部。注意有无肿大的淋巴结，如果发现有肿块，应注意其他位置的数目及大小、质地、有无触痛感和肿块的移动情况。

7. 最后检查腋窝有无肿大的淋巴结，从腋窝中央开始，沿腋窝周围，依次从手臂下方到胸部及手臂上方和外侧。

## 本 章 习 题

1. 问检的内容有哪些？

2. 望检有哪些注意事项？

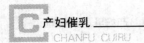
3. 检查乳房时的触检方法有哪些?

**本章纪要**

# 第五章　催乳按摩

## 引 导 语

通过催乳基础知识的学习，掌握催乳按摩的作用和特点，了解催乳按摩的服务对象和催乳按摩前的准备工作，提高手的灵活性，为更好地服务奠定基础。

## 第一节　催乳按摩的作用

**培训目标**

了解催乳按摩的作用。

## 一、促进乳汁分泌

大部分初产妇的乳腺管都或多或少地存在不通畅现象。如果不及时处理，乳胀、乳腺炎、乳汁分泌减少等问题随之出现，导致婴儿吸乳困难，时间过长则反馈性抑制脑垂体催乳素分泌，乳汁分泌逐渐下降。通过正确的乳房按摩疏通乳腺管，可解决此问题。

## 二、缓解产妇疼痛

产后乳胀会导致剧痛，即中医所讲"痛则不通，通则不痛"。按摩能理气活血、疏通经络，采取正确的按摩手法可缓解疼痛甚至消除疼痛。

## 三、预防和缓解乳腺增生，减少乳腺炎的发病率

现在80％的女性患有乳腺增生，药物治疗只能缓解，不能根治。另外，乳腺管不通会导致乳房肿胀，一段时间如果不解决，就会感染细菌，导致乳腺炎。如果在产前、产后多进行乳房按摩，坚持母乳喂养，可有效缓解乳腺增生甚至使之消失，避免乳腺炎的发生。

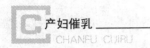
## 四、防止乳房松弛、下垂

正确的乳房按摩可增加乳腺发育，促进胸部肌肉群发育及韧带的紧实，从而使乳房更加坚挺。

# 第二节　催乳按摩的特点

**培训目标**

掌握催乳按摩的特点。

## 一、效果好

针对产后乳汁分泌的问题，专家曾尝试很多种方法，但效果都不太明显，而实践证明，按摩效果非常好（先天性乳腺发育不良和产后大出血的除外），出奶快、身体恢复快（刺激子宫收缩）。

## 二、时间短

不管是外敷还是饮食，都需要一定时间，而利用按摩则可迅速解决乳痛、乳胀、乳汁分泌不足等问题。

## 三、安全、方便、易学

中医按摩已经有几千年的发展历史，最初就是人类在生活中遇到损伤和病痛后，自然地用手按压、抚摩以减轻病痛，所以，相对于其他方法更安全、易学。

## 四、疗效好

通过经络、穴位的点按刺激，疏通经络，调理气血运行，配合母乳喂养缓解乳腺增生、乳房胀痛等乳房常见病。

# 第三节　催乳按摩的对象及准备工作

**培训目标**

1. 掌握催乳按摩的对象及按摩前自身准备。
2. 了解催乳按摩油的选择方法及作用。

## 一、催乳按摩的对象

1. 临产前（2～3 周）孕妇（产前乳房保养按摩）。
2. 分娩后的哺乳期产妇（产后催乳按摩）。
3. 准备断乳的母乳喂养产妇（回乳时乳房保健按摩）。

## 二、催乳按摩前的准备工作

1. 先将室温调整到 23～25℃，关好门窗，避免对流风。
2. 将按摩备品准备好，包括大毛巾、小毛巾、纱布块、按摩油（可食用）等。
3. 剪短指甲，摘掉首饰及手表，以免划伤产妇。
4. 用热水洁净双手。
5. 用 75％的酒精消毒双手。
6. 用温热大毛巾（50℃左右）热敷产妇背部 5～10 min。
7. 预热双手后，用干净的毛巾沾温水，轻轻擦拭双侧乳房，沿乳晕向外环形擦拭。
8. 用温热毛巾（50℃左右）进行 10～15 min 热敷处理，要避开乳头。
9. 准备好工作记录本，记录好详细信息。

## 三、催乳按摩介质的选择

由于产妇乳房的特殊性，在按摩时需要涂抹介质。对介质的要求是：既要减轻摩擦来保护肌肤，还要对乳汁没有不良的影响，因为介质通过按摩直接作用渗透进皮肤，所以介质材料一定要纯植物的，利于婴儿吸收消化。

一般多选择天然植物油，如橄榄油、芝麻油、花生油、核桃油、鱼肝油、大豆油、色

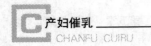
拉油等食用油。

芝麻油又称香油，含有各种有利于母婴健康的营养素，包括不饱和脂肪酸和维生素 E，其中维生素 E 还能预防母婴溶血性贫血。除此之外，用芝麻油作为催乳按摩介质的最大益处就是其中所含的维生素 E 能保持哺乳产妇乳房肌肤弹性和促进泌乳作用。

但同时也要知道，芝麻油有促进肠蠕动的功效，所以婴儿消化功能不良和腹泻的时候要禁用芝麻油作为按摩介质。

# 第四节　催乳按摩的注意事项

**培训目标**

掌握催乳按摩的注意事项。

## 一、保持卫生

因为产妇、婴儿的抵抗力都比较差，如果不注意卫生，细菌很容易侵入。因此，按摩者应注意个人卫生，不留长指甲，不戴戒指等硬物，以免划伤产妇乳房。

## 二、心情舒畅

按摩者态度一定要和蔼，尽量不要讲消极、泄气的话，以免使产妇担心、焦虑，影响乳汁分泌。

## 三、姿势舒适

按摩时的姿势应以产妇舒服为主。按摩时的力度应根据产妇的反应随时增减，以免产妇因疼痛拒绝接受按摩，失去增加泌乳量的机会。

## 四、时间选择

1. 产妇生产后身体较虚弱者一般在两天内不做按摩。还有些产妇不适合采用按摩来催乳，如产后大出血、急性乳腺炎中晚期者。

2. 一侧乳房按摩时间为 15～20 min，不可时间过长，以免按摩刺激造成乳房肿胀疼痛，给产妇带来痛苦。

3. 催乳后要叮嘱产妇让婴儿勤吸吮，或每隔 2.5～3 h 用吸乳器将乳汁排空一次。

# 第五节  催乳师手指灵活性训练

**培训目标**

1. 掌握对催乳师手的要求。
2. 学会手指操，锻炼手指的灵活性。

## 一、催乳师双手的要求

1. 双手要洁白、细腻、光滑、不留长指甲、不染指甲。
2. 手上不戴饰物，如戒指、手镯、手表等。
3. 操作前将手清洁干净，并用 75% 的酒精消毒双手。

## 二、手指操训练

### 1. 双手合掌向下压手腕（见图 5—1）

作用：练习腕部的力量。

做法：双臂悬空平放于胸前，双脚张开与肩齐，合掌，运动时以手腕为轴心，前臂不得晃动。

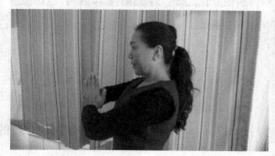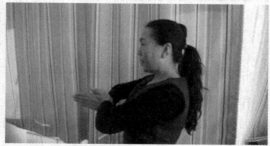

图 5—1  双手合掌向下压手腕

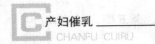

## 2. 双手交叉向外推手掌（见图 5—2）

作用：锻炼上臂的力量。

做法：双脚张开与肩齐，双臂悬空平放于胸前，手腕交叉相叠，用前臂的力量向外推出。

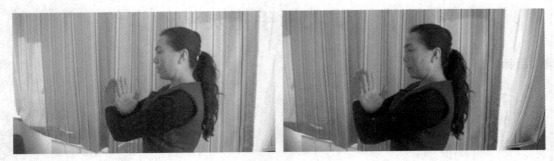

图 5—2　双手交叉向外推手掌

## 3. 双手同时转手腕（见图 5—3）

作用：锻炼腕部的灵活性。

做法：双脚张开与肩齐，双臂悬空平放于胸前，以手腕为轴心，虚掌做 360°的顺时针和逆时针的交替旋转。

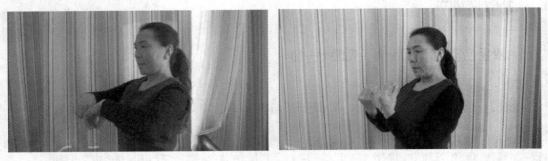

图 5—3　双手同时转手腕

## 4. 双手交叉转手腕（见图 5—4）

作用：练习两手的协调能力。

做法：双脚张开与肩齐，双臂悬空平放于胸前，以手腕为轴心，虚掌做两手不一致的 360°旋转。

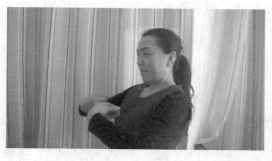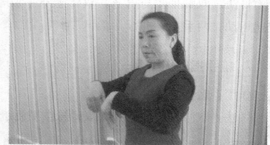

图 5—4　双手交叉转手腕

## 5. 甩手腕（见图 5—5）

作用：锻炼双手的灵活性。

做法：双脚张开与肩齐，双臂悬空平放于胸前，双腕用力向下甩动。

注意：以手腕为支点，上臂稳定。

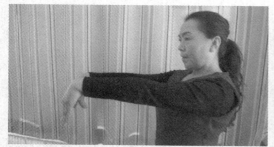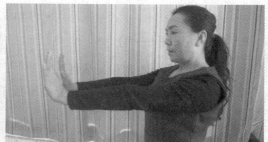

图 5—5　甩手腕

## 6. 贴手背摩擦（见图 5—6）

作用：锻炼双手的力量和灵活度。

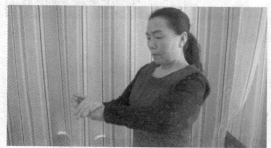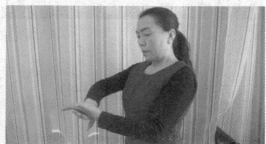

图 5—6　贴手背摩擦

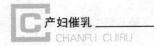
做法：双脚张开与肩齐，双臂悬空平放于胸前，两手背成十字相贴，以手腕为支点，快速运动。两手交叉进行。

### 7. 拉手指（见图5—7）

作用：锻炼上臂的力量。

做法：双脚张开与肩齐，双臂悬空平放于胸前，十指交叉后用力拉开。

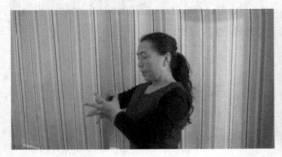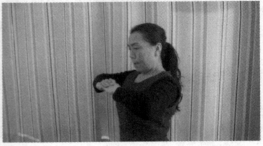

图5—7　拉手指

### 8. 弹指（见图5—8）

作用：锻炼手指协调和灵活性。

做法：双脚张开与肩齐，双臂悬空平放于胸前，双手张开，按照大拇指、食指、中指、无名指和小拇指的顺序依次收拢。

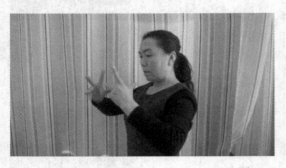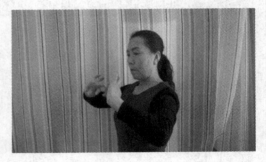

图5—8　弹指

### 9. 双手交握转腰（见图5—9）

作用：锻炼腰部的力量。

做法：双脚张开与肩齐，双手十指交叉后向前方推出，然后90°左右转动腰部。

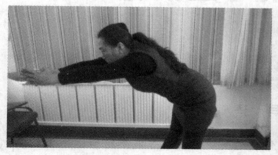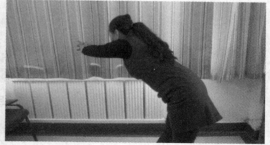

图5—9　双手交握转腰

## 10. 双肩打圈（见图5—10）

作用：缓解肩部肌肉的疲劳。

做法：以肩关节为轴心，顺时针和逆时针转动肩关节。

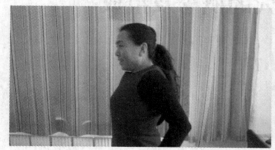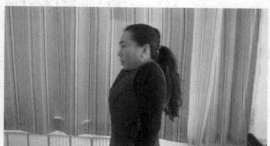

图5—10　双肩打圈

## 本章习题

1. 催乳按摩有哪些作用？

2. 催乳按摩前应做好哪些准备工作？

3. 催乳按摩有哪些注意事项？

本章纪要_____

_____

_____

_____

_____

_____

# 第六章　产妇催乳专业技能

**引　导　语**

通过对乳房经脉和穴位的学习，掌握催乳的关键所在，并能熟练地运用催乳按摩手法完成催乳工作。同时，能对不同类型的产后缺乳做出准确判断和相应的处理。了解在服务中所遇到的产后常见乳房问题并掌握其调理办法。

## 第一节　经络腧穴的概念及组成

**培训目标**

1. 掌握经络穴位的取穴方法。
2. 了解十二经脉体表的分布规律。

### 一、经络腧穴的概念

经络是经脉和络脉的总称。经，有路径的意思，经脉是经络系统的纵行干线。络，有网络的意思，络脉是经脉的分支，纵横交错，网络全身，无处不至，将人体各部的组织器官联系成为一个有机的整体。经脉运行气血，营养全身，使人体各部的功能活动保持协调和相对平衡。

腧有疏通、转输之意，穴有孔隙之意。腧穴是脏腑、经络之气输注于体表的部位。

### 二、经络的组成

经络是由经脉和络脉组成的。其中，经脉分为正经和奇经两大类，为经络系统的主要部位。正经有十二，即手足三阴经和手足三阳经，合称"十二经脉"。奇经有八，即督、任、冲、带、阴跷、阳跷、阴维、阳维，合称"奇经八脉"。络脉有别络、浮络、孙络之别。

## 三、腧穴的定位

### 1. 骨度分寸（见表6—1）

骨度分寸始见于《灵枢·骨度》。它是将人体的各个部位分别规定其折算长度，作为量取腧穴的标准。如前后发际间为12寸；两乳间为8寸；胸骨体下缘至脐中为8寸；脐孔至耻骨联合上缘为5寸；肩胛骨内缘至背正中线为3寸；腋前（后）横纹至肘横纹为9寸；肘横纹至腕横纹为12寸；股骨大粗隆（大转子）至膝中为19寸；膝中至外踝尖为16寸；胫骨内侧髁下缘至内踝尖为13寸；外踝尖至足底为3寸。

表6—1 骨度分寸法列表

| 部位 | 起止点 | 折量寸 | 度量法 | 说明 |
|---|---|---|---|---|
| 头部 | 前后发际 | 12 | 直寸 | ①眉间（印堂）至发际正中3寸；②第7颈椎棘突下（大椎）至后发际正中3寸；③眉间（印堂）至第7颈椎棘突下（大椎）18寸 |
| | 耳后两乳突 | 9 | 横寸 | |
| | 两鬓角发际之间 | 9 | 横寸 | |
| 胸腹部 | 胸骨上窝—剑突 | 9 | 直寸 | 每根肋骨1.6寸 |
| | 剑突—脐部 | 8 | 直寸 | |
| | 脐部—耻骨联合上缘 | 5 | 直寸 | |
| | 两乳头之间 | 8 | 横寸 | |
| 背腰部 | 肩胛骨内缘—后正中线 | 3 | 横寸 | |
| | 肩峰端—后正中线 | 8 | 横寸 | |
| 上肢部 | 腋前后纹头—肘横纹 | 9 | 直寸 | |
| | 肘横纹—腕横纹 | 12 | 直寸 | |
| 下肢部 | 耻骨联合上—股骨内上髁 | 18 | 直寸 | 足三阴经的骨度分寸 |
| | 胫骨内侧髁下缘—内踝尖 | 13 | 直寸 | |
| | 股骨大转子高点—腘横纹 | 19 | 直寸 | |
| | 臀横纹—腘横纹 | 14 | 直寸 | 足三阳经的骨度分寸 |
| | 腘横纹—外踝尖 | 16 | 直寸 | |
| | 外踝尖—足底 | 3 | 直寸 | |
| 侧胸部 | 腋窝顶点—11肋游离端 | 12 | 直寸 | |
| 侧腹部 | 11肋端—股骨大转子高点 | 9 | 直寸 | |

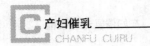

## 2. 解剖标志

（1）固定标志

固定标志是指不受人体活动影响固定不移的标志。如脐、五官、毛发、指（趾）甲、乳头等。如两眉之间取印堂穴，两乳之间取膻中穴等。

（2）动作标志

动作标志是指必须采取相应的动作姿势才能出现的标志。如张口于耳屏前方凹陷处取听宫穴，握拳于掌横纹头取后溪等。

## 3. 手指同身寸

手指同身寸是以患者的手指为标准，进行测量定穴的方法（见图6—1）。

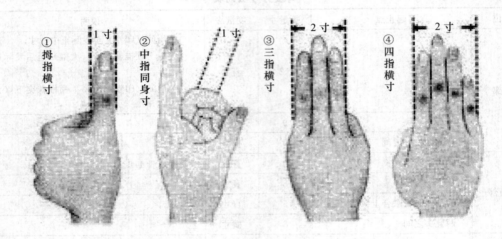

图6—1　手指同身寸

常用的手指同身寸有以下三种：

（1）中指同身寸

中指同身寸是以患者的中指中节屈曲时手指内侧两端横纹头之间的距离看作1寸，可用于四肢部取穴的直寸和背部取穴的横寸。

（2）拇指同身寸

拇指同身寸是以患者拇指指关节的宽度作为1寸，主要适用于四肢部的直寸取穴。

（3）横指同身寸

横指同身寸也叫"一夫法"，是让患者将食指、中指、无名指和小指四指并拢，以中指中节横纹处为准，四指横量作为3寸，食指与中指并拢为1.5寸。以上所说的"寸"，并没有具体数值。"同身寸"中的"一寸"在不同人的身体上是不同长短的；较高者的"一寸"

比较矮者的"一寸"要长，这是由身体比例来决定的。所以，"同身寸"只适用于个人身上，不能用自己的"同身寸"在别人身上来找穴位，否则是找不准穴位的。

### 4. 经络的功能

经络联络脏腑和肢体，沟通表里，联系上下，将人体的组织、器官联结成为一个有机的整体。经络是气血运行的通路，它将营养输布全身，从而保证了全身各器官的正常功能活动。另外，经络还具有抵抗外邪、保护身体的作用。

## 四、十二经脉

### 1. 十二经脉命名的原则

（1）内为阴，外为阳

阴阳理论贯穿于整个气功理论，经络系统亦以阴、阳来命名。其分布于肢体内侧面的经脉为阴经，分布于肢体外侧面的经脉为阳经。

一阴一阳衍化为三阴三阳，相互之间具有相对应的表里相合关系，即肢体内侧面的前、中、后，分别称为太阴、厥阴、少阴；肢体外侧面的前、中、后分别称为阳明、少阳、太阳。

（2）脏为阴，腑为阳

内脏"藏精气而不泻"者为脏，为阴；"传化物而不藏"者称腑，为阳。每一阴经分别隶属于一脏，每一阳经分别隶属于一腑，各经都以脏腑命名。

（3）上为手，下为足

分布于上肢的经脉，在经脉名称之前冠以"手"字；分布于下肢的经脉，在经脉名称之前冠以"足"字。

### 2. 十二经脉具体名称

十二经脉根据各经所联系的脏腑的阴阳属性以及在肢体循行部位的不同，具体分为手三阴经、手三阳经、足三阴经、足三阳经4组。

十二经脉的名称是：手太阴肺经、手厥阴心包经、手少阴心经、手阳明大肠经、手少阳三焦经、手太阳小肠经、足太阴脾经、足厥阴肝经、足少阴肾经、足阳明胃经、足少阳胆经、足太阳膀胱经。循行分布于上肢的称手经，循行分布于下肢的称足经。分布于四肢内侧的（上肢是指屈侧）称为阴经，属脏；分布于四肢外侧（上肢是指伸侧）的称阳经，属腑。

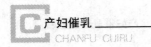

（1）手

阴经：太阴肺经、厥阴心包经、少阴心经。

阳经：阳明大肠经、少阳三焦经、太阳小肠经。

（2）足

阴经：太阴脾经、厥阴肝经、少阴肾经。

阳经：阳明胃经、少阳胆经、太阳膀胱经。

### 3. 十二经脉的走向和交接规律

（1）十二经脉的走向规律

手三阴经循行的起点是从胸部开始，经手臂（上臂内侧肌肉）走向手指端；手三阳经从手指端循手臂外侧上行于头面部；足三阳经，从头面部下行，经躯干和下肢而止于足趾间；足三阴经脉，从足趾间上行而止于胸腹部。"手之三阴，从胸走手；手之三阳，从手走头；足之三阳，从头走足；足之三阴，从足走腹"。这是对十二经脉走向规律的高度概括。

（2）十二经脉的交接规律

阴经与阳经交接：阴经与阳经在四肢部衔接。如手太阴肺经在食指端与手阳明大肠经相交接；手少阴心经在小指与手太阳小肠经相交接；手厥阴心包经由掌中至无名指端与手少阳三焦经相交接；足阳明胃经从跗（即足背部）上至大趾与足太阴脾经相交接；足太阳膀胱经从足小趾斜走足心与足少阴肾经相交接；足少阳胆经从跗上分出，至大趾与足厥阴肝经相交接。

阳经与阳经交接：同名的手足三阳经在头面相交接。如手足阳明经都通于鼻，手足太阳经皆通于目内眦，手足少阳经皆通于目外眦。

阴经与阴经交接：阴经在胸腹相交接。如足太阴经与手少阴经交接于心中，足少阴经与手厥阴经交接于胸中，足厥阴经与手太阴经交接于肺中等。

走向与交接规律之间亦有密切联系，两者结合起来，则是：手三阴经，从胸走手，交手三阳经；手三阳经，从手走头，交足三阳经；足三阳经，从头走足，交足三阴经；足三阴经，从足走腹（胸），交手三阴经，构成一个"阴阳相贯，如环无端"的循行径路，这就是十二经脉的走向和交接规律。

总之，十二经脉的循行，凡属六脏（五脏加心包）的经脉称为"阴经"，多循行于四肢内侧及胸腹。上肢内侧者为手三阴经，由胸走手；下肢内侧者为足三阴经，由足走腹（胸）。凡属六腑的经脉称为"阳经"，多循行于四肢外侧及头面、躯干。上肢外侧者为手三阳经，由手走头；下肢外侧者为足三阳经，由头走足。

### 4. 十二经脉的分布和表里关系

（1）十二经脉的分布规律

十二经脉在体表的分布是有一定规律的。具体从以下 3 方面叙述。

1）头面部：手三阳经止于头面，足三阳经起于头面，手三阳经与足三阳经在头面部交接，所以说"头为诸阳之会"。

十二经脉在头面部的分布特点是：手足阳明经分布于面额部，手太阳经分布于面颊部，手足少阳经分布于耳颞部，足太阳经分布于头顶、枕项部。另外，足厥阴经也循行至顶部。

十二经脉在头面部的分布规律是：阳明在前，少阳在侧，太阳在后。

2）躯干部：十二经脉在躯干部的分布规律是：足三阴与足阳明经分布在胸、腹部（前），手三阳与足太阳经分布在肩胛、背、腰部（后），手三阴、足少阳与足厥阴经分布在腋、胁、侧腹部（侧），见表 6—2。

表 6—2　　　　　　　　　　十二经脉在躯干部的分布规律

| 部　位 | | 第一侧线 | 第二侧线 | 第三侧线 |
|---|---|---|---|---|
| 前 | 胸部 | 足少阴肾经（距胸正中线 2 寸） | 足阳明胃经（距胸正中线 4 寸） | 足太阴脾经（距胸正中线 6 寸） |
| | 腹部 | 足少阴肾经（距腹正中线 0.5 寸） | 足阳明胃经（距腹正中线 2 寸） | 足太阴脾经（距腹正中线 4 寸）足厥阴肝经从少腹斜向上到胁 |
| 后 | 肩胛部 | 手三阳经 | | |
| | 背、腰部 | 足太阳膀胱经距背正中线 1.5 寸 | 足太阳膀胱经（距背正中线 3 寸） | |
| 侧 | 腋部 | 手三阴经 | | |
| | 胁、侧腹部 | 足少阳胆经、足厥阴肝经 | | |

3）十二经脉在四肢的分布规律是：阴经分布在四肢的内侧面，阳经分布在外侧面，见表 6—3。

表 6—3　　　　　　　　　　十二经脉在四肢的分布规律

| | | 内　侧 | 外　侧 |
|---|---|---|---|
| 手 | 前 | 太阴经（肺） | 阳明经（大肠） |
| | 中 | 厥阴经（心包） | 少阳经（三焦） |
| | 后 | 少阴经（心） | 太阳经（小肠） |
| 足 | 前 | 太阴经（脾） | 阳明经（胃） |
| | 中 | 厥阴经（肝） | 少阳经（胆） |
| | 后 | 少阴经（肾） | 太阳经（膀胱） |

在小腿下半部和足背部，肝经在前，脾经在中线。至内踝八寸处交叉之后，脾经在前，肝经在中线。

（2）十二经脉的表里关系

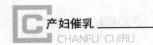
手足三阴、三阳十二经脉，通过经别和别络相互沟通，组成六对，"表里相合"关系，即"足太阳与少阴为表里，少阳与厥阴为表里，阳明与太阴为表里，是足之阴阳也。手太阳与少阴为表里，少阳与心主（手厥阴心包经）为表里，阳明与太阴为表里，是手之阴阳也"。

相为表里的两经，分别循行于四肢内外侧的相对位置，并在四肢末端交接；又分别络属于相为表里的脏腑，从而构成了脏腑阴阳表里相合关系。十二经脉的表里关系，不仅由于相互表里的两经的衔接而加强了联系，而且由于相互络属于同一脏腑，因而使互为表里的一脏一腑在生理功能上互相配合，在病理上可相互影响。在治疗上，相互表里的两经的腧穴经常交叉。

### 5. 十二经脉的流注次序

流注，是人身气血流动不息，向各处灌注的意思。经络是人体气血运行的通道，而十二经脉则为气血运行的主要通道。气血在十二经脉内流动不息，循环灌注，分布于全身内外上下，构成了十二经脉的气血流注，又名十二经脉的流注。

其流注次序为：

从手太阴肺经开始，依次流至足厥阴肝经，再流至手太阴肺经。这样就构成了一个"阴阳相贯，如环无端"的十二经脉整体循行系统（见图6—2）。

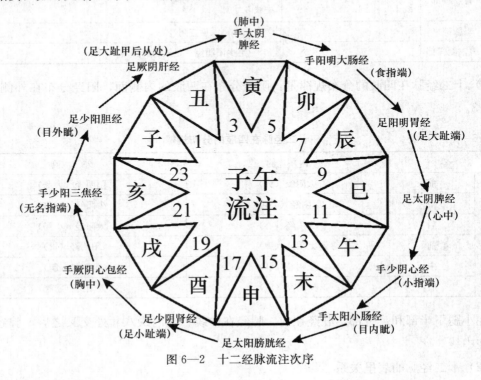

图6—2　十二经脉流注次序

# 第二节　乳房周围循行的经脉和穴位

**培训目标**

1. 掌握循行乳房的各条经脉。
2. 了解各条经脉上的穴位定位及主治。
3. 能够准确选取、点按各条经脉上的穴位。

## 一、任脉（见图6—3）

任脉，行于腹面正中线，其脉多次与手足三阴及阴维脉交会，能总任一身之阴经，故称"阴脉之海"。任脉起于胞中，与女子妊娠有关，故有"任主胞胎"之说。

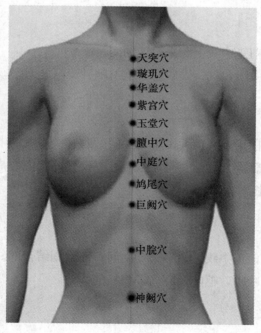

图6—3　任脉

### 1. 天突穴

［定位］在胸部，当前正中线上，天突下1寸。

[主治] 咳嗽，哮喘，胸中气逆，咽喉肿痛，舌下急，丰胸、通乳。

## 2. 璇玑穴

[定位] 在胸部，当前正中线上，天突下 1 寸。

[主治] 咳嗽，气喘，胸满痛，喉痹咽肿，胃中有积。

## 3. 华盖穴

[定位] 仰卧位，或仰靠坐位。在胸部，平第一肋间。

[主治] 咳嗽，气喘，喉痹，胸痛，支气管哮喘，支气管炎，胸膜炎，喉炎，扁桃体炎，肋间神经痛。

## 4. 紫宫穴

[定位] 在胸部，当前正中线上，平第 2 肋间。

[主治] 咳嗽，气喘，胸胁支满，胸痛，喉痹，吐血，呕吐，饮食不下。

## 5. 玉堂穴

[定位] 在胸部，当前正中线上，平第 3 肋间。

[主治] 膺胸疼痛，咳嗽，气短，喘息，喉痹咽肿，呕吐寒痰，两乳肿痛。

## 6. 膻中穴

[定位] 在胸部，当前正中线上，平第 4 肋间，两乳头连线的中点。

[主治] 咳嗽，支气管炎，哮喘，咯唾脓血；心绞痛，胸痹心痛，心悸，心烦；产妇少乳，乳腺炎；噎嗝，膨胀。

## 7. 中庭穴

[定位] 在胸部，当前正中线上，平第 5 肋间，即胸剑结合部。

[主治] 胸腹胀满，噎嗝，呕吐，心痛，梅核气。

## 8. 鸠尾穴

[定位] 在上腹部，位于脐上 7 寸或剑突下 0.5 寸。

[主治] 精神病，癫痫，心痛，心悸，心烦，惊狂，胸中满痛，咳嗽气喘，呕吐，呃逆，反胃，胃痛。

### 9. 巨阙穴

〔定位〕在上腹部，前正中线上，当脐中上 6 寸。

〔主治〕胸痛，心痛，心烦，惊悸，尸厥，精神病，癫狂，痫证，健忘，胸满气短，咳逆上气，腹胀暴痛，呕吐，呃逆，噎嗝，吞酸，黄疸，泄利。

### 10. 中脘穴

〔定位〕前正中线上，脐中上 4 寸。

〔主治〕胃痛、腹胀、呕逆、吞酸、泄泻、黄疸，癫狂，失眠。

### 11. 神阙穴

〔定位〕脐下 3 寸。

〔主治〕遗尿、遗精、小便频数、疝气、月经不调、虚劳赢瘦、中风等。

## 二、足阳明胃经

足阳明胃经，起于鼻翼旁（迎香穴），挟鼻上行，左右侧交会于鼻根部，旁行入目内眦，与足太阳经相交，向下沿鼻柱外侧，入上齿中，还出，挟口两旁，环绕嘴唇，在颏唇沟承浆穴处左右相交，退回沿下颌骨后下缘到大迎穴处，沿下颌角上行过耳前，经过上关穴沿发际到额前。

分支从大迎穴前方下行到人迎穴，沿喉咙向下后行至大椎，折向前行，入缺盆，下行穿过膈肌，属胃，络脾。直行向下一支是从缺盆出体表，沿乳中线下行，挟脐两旁（旁开 2 寸），下行至腹股沟外的气街穴。本经脉又一分支从胃下口幽门处分出，沿腹腔内下行到气街穴，与直行之脉会合，而后下行大腿前侧，至膝膑沿下肢胫骨前缘下行至足背，入足第二趾外侧端（厉兑穴）。本经脉另一分支从膝下 3 寸处（足三里穴）分出，下行入中趾外侧端。又一分支从足背上冲阳穴分出，前行入足大趾内侧端（隐白穴），交于足太阴脾经。足阳明胃经穴位如图 6—4 所示。

### 1. 乳中穴

〔定位〕在胸部，当第 4 肋间隙，乳头中央，距前正中线 4 寸。

〔附注〕本穴不针不灸，只作胸腹部腧穴的定位标志。

### 2. 屋翳穴

〔定位〕在胸部，当第 2 肋间隙，距前正中线 4 寸。

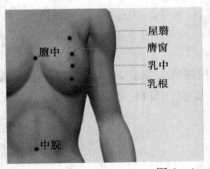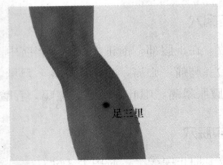

图6—4 足阳明胃经穴位

[主治] 咳嗽，气喘，咳唾脓血，胸肋胀痛，乳痈。

### 3. 膺窗穴

[定位] 在胸部，当第3肋间隙，距前正中线4寸。

[主治] 咳嗽，气喘，胸肋胀痛，乳痈。

### 4. 乳根穴

[定位] 在胸部，当乳头直下，乳房根部，当第5肋间隙，距前正中线4寸。

[主治] 咳嗽，气喘，呃逆，胸痛，乳痈，乳汁少。

### 5. 足三里穴

[定位] 位于小腿前外侧，当犊鼻穴下3寸，距胫骨前缘一横指（中指）。

[主治] 胃痛，呕吐，噎膈，腹胀，泄泻，痢疾，便秘，乳痈，肠痈，下肢痹痛，水肿，癫狂，脚气，虚劳羸瘦。

## 三、足太阴脾经

足太阴脾经，起于足大趾，循行于脚内侧，经过内踝（内脚眼），并沿着大腿及小腿的内侧直上，进入腹腔，与脾相联系，在体外，经脉上行至胸部，直达喉咙及舌根；在体内，经脉则从脾分出，上至心经。如图6—5所示。

### 1. 天溪穴

[定位] 在第4肋间隙，前正中线旁开6寸；在食窦上一肋，任脉旁开6寸，当第4肋间隙中取穴。

[主治] 胸胁疼痛，咳嗽；乳痈，乳痛、乳汁少。

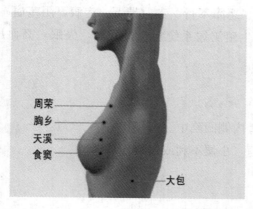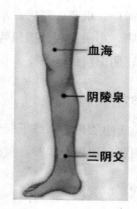

图 6—5　足太阴脾经穴位

## 2. 胸乡穴

［定位］在第 3 肋间隙，前正中线旁开 6 寸；在天溪上一肋，距任脉 6 寸，当第 3 肋间隙中取穴。

［主治］胸胁胀痛、胸引背痛不得卧。

## 3. 周荣穴

［定位］在第 2 肋间隙，前正中线旁开 6 寸；在胸乡上一肋，任脉旁开 6 寸，当第 2 肋间隙中取穴。

［主治］咳嗽，咳唾秽脓、胁肋痛、气喘、气逆，食不下；胸胁胀满。

## 4. 食窦穴

［定位］在第 5 肋间隙，前正中线旁开 6 寸；任脉（中廷）旁 6 寸，当第 5 肋间隙中。

［主治］胸胁胀痛，噫气，翻胃、食已即吐，腹胀肠鸣，水肿。

## 5. 大包穴（脾之大络）

［定位］在侧胸部腋中线上，当第 6 肋间隙处；侧卧举臂，在腋下 6 寸，腋中线上取穴。

［主治］气喘，胸胁痛，全身疼痛，急性扭伤，四肢无力。

## 6. 三阴交穴

［定位］内踝尖上 3 寸，胫骨内侧面后缘。

［主治］肠鸣腹胀，腹泻等脾胃虚弱诸症，消化不良；月经不调、崩漏、经闭、带下，

阴挺，不孕，滞产、难产、产后血晕、恶露不行、赤白带下、症瘕，阴茎痛、遗精，阳痿、疝气、睾丸缩腹，小便不利、遗尿等生殖泌尿系统疾患；心悸，失眠，高血压，湿疹、水肿；下肢痿痹；阴虚诸症。

### 7. 阴陵泉穴

［定位］位于小腿内侧，膝下胫骨内侧凹陷中。

［主治］腹胀，泄泻，水肿，黄疸，小便不利或失禁，膝痛。

### 8. 血海穴

［定位］屈膝，在髌骨内上缘上 2 寸，当股四头肌内侧头的隆起处；患者屈膝，医者以左手掌心按于患者右膝髌骨上缘，二至五指向上伸直，拇指约呈 45°斜置，拇指尖下是穴。对侧取法仿此。

［主治］月经不调，痛经，经闭、崩漏、股内侧痛；隐疹，皮肤湿疹，丹毒。

## 四、足少阴肾经

足少阴肾经：起于足小趾下，斜走足心（涌泉），出于舟骨粗隆下，沿内踝后，进入足跟，再向上行于腿肚内侧，出于腘窝内侧半腱肌腱与半膜肌之间，上经大腿内侧后缘，通向脊柱，属于肾脏，联络膀胱，还出于前（中极，属任脉），沿腹中线旁开 0.5 寸、胸中线旁开 2 寸，到达锁骨下缘（俞府）。

肾脏直行之脉：向上通过肝和横膈，进入肺中，沿着喉咙，挟于舌根两侧。

肺部支脉：从肺出来，联络心脏，流注胸中，与手厥阴心包经相接。

足少阴肾经穴位如图 6—6 所示。

### 1. 神封穴

［定位］胸部正中线（膻中）旁 2 寸，第 4 肋间隙凹陷处，利气、通乳。

［主治］胸胁支满，不得息，咳逆，乳痈，乳汁不足，卧不安，呕吐，肺痈等。

### 2. 涌泉穴

［定位］在足底部，卷足时足前部凹陷处，约当第 2、3 趾缝纹头端与足跟连线的前 1/3 与后 2/3 交点上。

［主治］头顶痛，头晕，眼花，咽喉痛，舌干，失音，小便不利，大便难，小儿惊风，足心热，癫疾，霍乱转筋，昏厥。

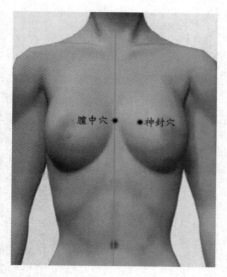
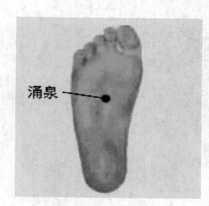

图6—6　足少阴肾经穴位

## 五、手厥阴心包经

手厥阴心包经：起于胸中，出来归属于心包，贯穿横膈，联络上、中、下三焦。其分支从胸中分出，到达两肋部；在腋下三寸的部位向上至腋窝下。

沿上臂内侧，进入肘中，下行前臂两筋（桡侧腕屈肌腱与掌长肌腱）之间，进入掌中，沿中指到达其末端；另一支脉从掌中分出，出无名指尺侧端与手少阳三焦经相接。如图6—7所示。

### 1. 天池穴

［定位］在胸部，当第4肋间隙，乳头外1寸，前正中线旁开5寸。

［主治］胸闷，心烦，咳嗽，痰多，气喘，胸痛，腋下肿痛，瘰疬，疟疾，乳痈等。

### 2. 内关穴

［定位］在前臂掌侧，当曲泽与大陵的连线上，腕横纹上2寸，掌长肌腱与桡侧腕屈肌腱之间。

［主治］心痛，心悸，胸痛，胃痛，呕吐，呃逆，失眠，癫狂，痫证，郁证，眩晕，中风，偏瘫，哮喘，偏头痛，热病，产后血晕，肘臂挛痛。

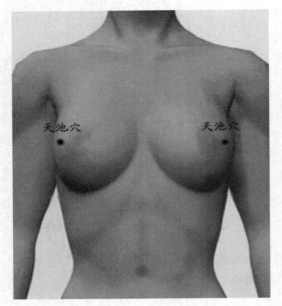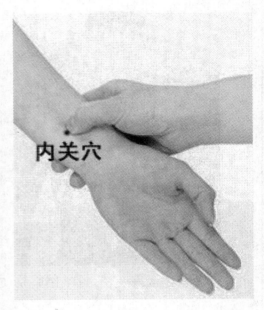

图 6—7　手厥阴心包经穴位

## 六、足厥阴肝经

足厥阴肝经：起于足大趾爪甲后丛毛处（大敦穴），沿足背内侧向上，经过内踝前 1 寸处（中封穴），上行小腿内侧（经过足太阴脾经的三阴交），至内踝上 8 寸处交出于足太阴脾经的后面，至膝内侧（曲泉穴）沿大腿内侧中线，进入阴毛中，环过生殖器，至小腹，夹胃两旁，属于肝脏，联络胆腑，向上通过横膈，分布于胁肋部，沿喉咙之后，向上进入鼻咽部，连接目系（眼球连系于脑的部位），向上经前额到达巅顶与督脉交会。如图 6—8 所示。

目系分支：从目系走向面颊的深层，下行环绕口唇之内。

肝部分支：从肝分出，穿过横膈，向上流注于肺，与手太阴肺经相接。

### 1. 章门穴

［定位］在侧腹部，当第 11 肋游离端的下方。

［主治］腹痛，腹胀，肠鸣，泄泻，呕吐，神疲肢倦，胸胁痛，黄疸，痞块，小儿疳积，腰脊痛。

### 2. 期门穴

［定位］在胸部，当乳头直下，第 6 肋间隙，前正中线旁开 4 寸。

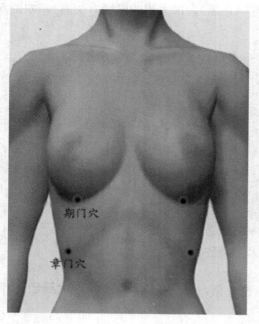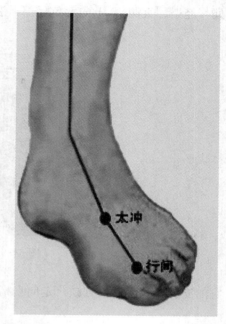

图6—8　足厥阴肝经穴位

［主治］胸胁胀满疼痛，呕吐，呃逆，吞酸，腹胀，泄泻，饥不欲食，胸中热，咳喘，奔豚，疟疾，伤寒热入血室。

### 3. 太冲穴

［定位］足背，第1、2跖骨底凹陷中。

［主治］头痛，头昏，口苦，胁痛。

### 4. 行间穴

［定位］足背大趾和二趾间，趾璞缘的后方赤白肉分界处的凹陷中，稍靠大趾边缘。

［主治］宿醉不适，眼部疾病，腿抽筋，夜尿症，肝脏疾病，腹气上逆，肋间神经痛，月经过多，黏膜炎等。

## 七、手太阴肺经

手太阴肺经：起始于中焦，向下联络大肠，回过来沿着胃上口，穿过膈肌，属于肺脏。从肺系——气管、喉咙部横出腋下（中府、云门），下循上臂内侧，走手少阴，手厥阴经之前（天府、侠白），下向肘中（尺泽），沿前臂内侧桡骨边缘（孔最），进入寸口——桡动脉搏动处（经渠、太渊），上向大鱼际部，沿边际（鱼际），出大指的末端（少商）。如图6—9所示。

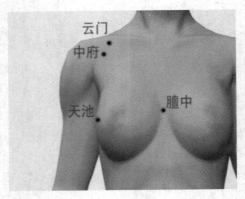

图6—9　手太阴肺经穴位

它的支脉：从腕后（列缺）走向食指内（桡）侧，出其末端，接手阳明大肠经。

### 1. 云门穴

［定位］距前正中线（璇玑）6寸，当锁骨外1/3折点下方一横指，中府上1寸。

［主治］胸中热，胸中烦满，咳嗽，气喘，肩臂痛，上肢不举。

### 2. 中府穴

［定位］在胸外侧部，云门下1寸，平第1肋间隙处，距前正中线6寸。

［主治］咳嗽，气喘，肺胀满，胸痛，肩背痛。

## 八、足少阳胆经

足少阳胆经：起于由外眼角起，上行至额角，下耳后、沿颈旁行于手少阳三焦经之前，至肩上退后，交出手少阳三焦经后入缺盆。由耳后分出支脉1入耳中、走耳前，至外眼角后。由外眼角分出支脉2下行大迎穴，会合手少阳三焦经至眼下，下行过颊车穴至颈部，会合于缺盆，由此下行胸中，过膈肌络于肝、属于胆，沿胁里出气街（腹股内动脉处）绕阴部毛际横向进入髋关节。

本经主干（直行脉）由缺盆下行腋下，沿胸侧过季胁，向下会合于髋关节部，向下沿大腿外侧出膝腓侧下行腓骨头前，直下至腓骨下端，下出外踝之前，沿足背入第4足趾外侧。由足背分出支脉3入足大趾趾缝间，沿第1跖骨与第2跖骨间出趾端，回转来通过爪甲出趾背毫毛部接足厥阴肝经。如图6—10所示。

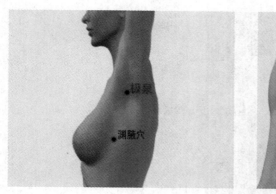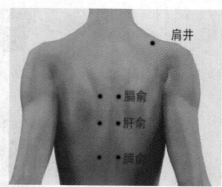

图 6—10 足少阳胆经穴位

### 1. 渊腋穴

［定位］侧胸部，举臂，腋下 3 寸，第 5 肋间隙凹陷处，当腋窝中（极泉）与第 11 肋端连线的上 1/4 折点。

［主治］胸满，瘰疬，胁肋肿痛，臂不得举。

### 2. 肩井穴

［定位］在肩上，前直乳中，当大椎与肩峰端连线的中点上。

［主治］肩背痹痛，手臂不举，颈项强痛，乳痈，中风，瘰疬，难产，诸虚百损。

## 九、手少阴心经

手少阴心经：该经起自心中，出来后归属于心系（心脏周围的组织），向下通过膈肌，联络小肠。其分支从心系向上夹着食道连于目；其直行主干又从心系上肺，向下斜出于腋下，沿上肢内侧后边，至肘中，沿前臂内侧后边，到手掌后豆骨突起处进入掌内后边，沿小指桡侧到达其末端。脉气由此与手太阳小肠经相连。

极泉穴：

［定位］腋窝正中，腋动脉搏动处。如图 6—11 所示。

［主治］心痛、心悸等心疾，肩臂疼痛，胁肋疼痛，臂丛神经损伤，瘰疬，腋臭。

## 十、手阳明大肠经

手阳明大肠经：从食指末端起始，沿食指桡侧缘，出第 1、2 掌骨间，进入两筋（拇长

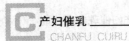
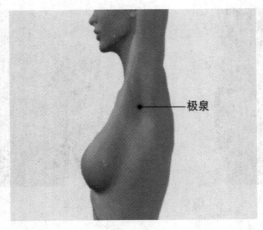

图 6—11　手少阴心经极泉穴

伸肌腱和拇短伸肌腱）之间，沿前臂桡侧，进入肘外侧，经上臂外侧前边上肩，出肩峰部前边向上交会颈部（会大椎），下入缺盆（锁骨上窝），络于肺，通过横膈，属于大肠。如图 6—12 所示。

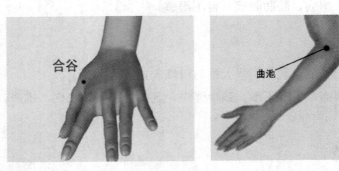

图 6—12　手阳明大肠经穴位

它的支脉：从锁骨上窝上行颈旁，通过面颊，进入下齿槽，出来挟口旁（会地仓），交会人中部——左边的向右，右边的向左，上夹鼻孔旁（迎香），接于足阳明胃经。

### 1. 合谷穴

[定位] 人体合谷穴位于手背，第 1、2 掌骨间，当第 2 掌骨桡侧的中点处。

[主治] 头痛，目赤肿痛，鼻出血，牙痛，牙关紧闭，口眼歪斜，耳聋，疟腮，咽喉肿痛，热病无汗，多汗，腹痛，便秘，经闭，滞产。

### 2. 曲池穴

[定位] 人体曲池穴位于肘横纹外侧端，屈肘，当尺泽穴与肱骨外上髁连线中点。

［主治］咽喉肿痛，牙痛，目赤痛，瘰疬，隐疹，热病上肢不遂，手臂肿痛，腹痛吐泻，高血压，癫狂。

## 十一、手太阳小肠经

手太阳小肠经：该经循行路线起自手小指尺侧端，沿手掌尺侧缘上行，出尺骨茎突，沿前臂后边尺侧直上，从尺骨鹰嘴和肱骨内上髁之间向上，沿上臂后内侧出行到肩关节后，绕肩胛，在大椎穴处（后颈部椎骨隆起处）与督脉相会。又向前进入锁骨上窝，深入体腔，联络心脏，沿食道下行，穿膈肌，到胃部，入属小肠。其分支从锁骨上窝沿颈上面颊到外眼角，又折回进入耳中。另一支脉从面颊部分出，经眶下，达鼻根部的内眼角，然后斜行到颧部。脉气由此与足太阳膀胱经相接。如图6—13所示。

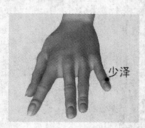 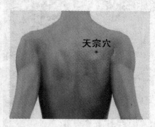

图6—13　手太阳小肠经少泽穴、天宗穴

### 1. 少泽穴

［定位］小指尺侧，距爪甲角1分的爪甲处。

［主治］肩臂外后侧疼痛，头痛，咽喉肿痛，乳腺炎，乳汁分泌不足，神经性头痛。

### 2. 天宗穴

［定位］肩胛骨冈下窝的中央。

［主治］肩重，肘臂痛，肩胛痛，颊颔肿痛。

# 第三节　催乳按摩的基本手法

**培训目标**

掌握催乳按摩的基本手法，并能熟练使用。

# 一、打圈法

从乳根绕起向乳头方向，用食指、中指、无名指的指腹，做圈状按摩，力度由轻到重（见图 6—14）。

# 二、梳理法

五指微屈，自然展开，用手指末端接触体表，自乳房基底部向乳头做单方向滑动的梳理动作（见图 6—15）。

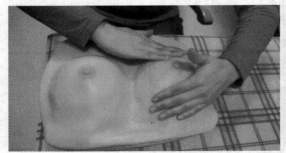
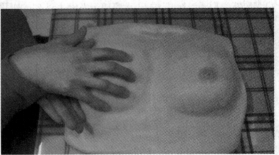

图 6—14　打圈法　　　　　　　　　　　图 6—15　梳理法

# 三、揉法

揉法主要有指揉和掌揉两种，揉动以顺时针方向为主。

### 1. 指揉法

用拇指、食指或中指的指端或螺纹面，紧贴于乳房基底部或治疗部位，向乳头方向做环旋揉动。可单指也可双指、三指同时施术。如图 6—16 所示。

### 2. 掌揉法

用手掌大鱼际或掌根固定于乳房基底部或治疗部位向乳头，做轻柔缓和的揉动。如图 6—17 所示。

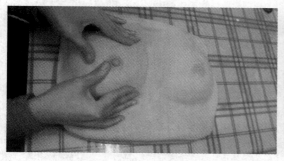
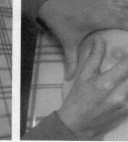

图6—16　指揉法　　　　　　　　　　　　图6—17　掌揉法

## 四、摩法

摩法是用手指或手掌在治疗部位做有节律的环形回旋抚摩的手法。主要有指摩法和掌摩法。

指摩法：食指、中指、无名指相并，指面贴着治疗部位做顺时针或逆时针环转运动。如图6—18所示。

掌摩法：是以手掌全掌面为着力部位，手掌自然伸直，用腕关节略背伸，将手掌平放于体表实施部位上，以肘关节为支点，前臂主动用力运动，使手掌随同腕关节连同前臂做环形或直线往返摩动。如图6—19所示。

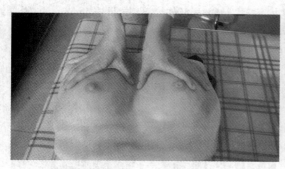
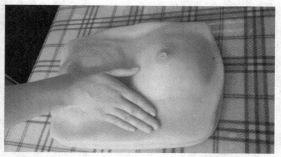

图6—18　指摩法　　　　　　　　　　　　图6—19　掌摩法

## 五、按压法

按压法是用手指、掌根或肘部按压身体的作用部位，逐渐用力深压。按压法是一种刺激较强的手法，常与揉法结合，组成"按揉"复合手法。指按法：用手指（拇指、食指、中指）的指端或螺纹面垂直向下按压。按压法适用于乳腺周围的穴位。如图6—20、图6—21所示。

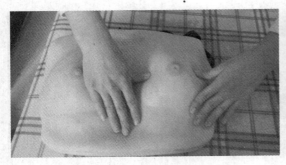

图 6—20　指按法

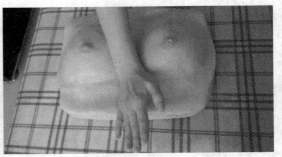

图 6—21　掌按法

## 六、滚法

　　用手背近小指侧部分或小指、无名指、中指的掌指关节部分附着于体表治疗部，通过腕关节的伸屈、内外旋转的连续复合动作，带动手背往返滚动。滚法压力较大，接触面较广，适用于对肩背、腰臀、四肢等肌肉丰满处的按摩。如图 6—22 所示。

## 七、拿法

　　主要有三指拿、四指拿两种，是指用拇指和食指、中指、无名指中三指或四指对称用力，提拿一定部位或穴位，进行一紧一松的拿捏方法。拿法操作一般与肌肉垂直，一紧一松，缓和有力，刚中有柔，由轻到重，均匀连贯。按摩时注意，不可突然用力或提拿皮肤。拿法刺激较强，多作用于较厚的肌肉、筋膜，如图 6—23 所示。

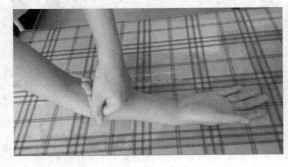

图 6—22　滚法

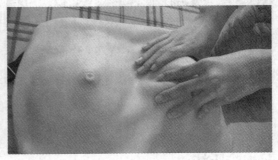

图 6—23　拿法

## 八、捏法

　　捏法具体又分为三指捏、四指捏两种，是指用指腹相对用力地捏压肌肤的手法，常用于头颈、项背、腰背和四肢。如图 6—24 所示。

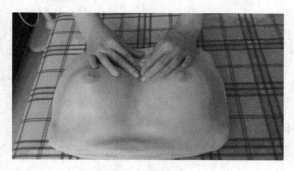

图 6—24 捏法

### 1. 三指捏法

用拇指指面顶住皮肤，食指和中指在前按压，三指同时用力提拿肌肤，双手交替向前移动。

### 2. 四指捏法

用拇指指腹和其他三指（食指、中指、无名指）相对用力，将肌肉提起做一捏一放动作。

## 九、掐法

掐法是指用指甲指端用力压穴位的手法，常用于人中、少泽或十宣等肢端感觉较敏锐的穴位，如图 6—25 所示。

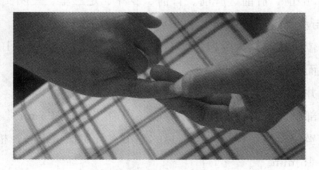

图 6—25 掐法

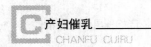
# 第四节　产妇缺乳、少乳的分类及表现

**培训目标**

1. 能够准确分辨不同类型的缺乳。
2. 能够通过正确的护理手法解决产后不同类型的缺乳问题。

## 一、产后普通型缺乳

### 1. 产后普通型缺乳的表现

产妇分娩 3 天以后，乳汁分泌不足或全无，称为产后缺乳。产后缺乳多由乳腺管发育不良或产后失血过多及过度疲劳所致，表现为乳房柔软不胀。

### 2. 治疗原则

中医点穴按摩手法、食疗法。

### 3. 产后普通型缺乳的处理方法

（1）按摩手法：梳理法、按揉法、摩法、点压法、拿捏法。

（2）按摩取穴：膻中、神封、膺窗、屋翳、乳中、乳根、云门、中府、天池、肩井、渊腋、极泉、中脘、膈俞、肝俞、脾俞、肾俞、少泽、足三里、三阴交、涌泉。

（3）按摩方法与步骤

1）产妇取俯卧位，用温热大毛巾（50℃左右）热敷产妇背部 5～10 min。

2）沿脊椎自下而上捏脊 3～5 遍。

3）双手捏拿肩井穴 3 次，畅通全身经络。

4）滚法施于背部膈俞、肝俞、胆俞、脾俞、胃俞、肾俞穴 5 min。

5）产妇仰位式坐位，两手搓热，用温热的毛巾将乳房擦拭干净，棉签清洁乳头。

6）热敷乳 10～15 min。

7）在产妇乳房上涂上按摩油，三指按揉并搓摩膻中穴 1 min。

8）按揉乳中、乳根、天池、渊腋、膺窗、屋翳、神封、极泉穴 2～5 min。

9）拇指、食指、中指轻捏拿乳头 2 min，像婴儿吸吮状。

10）五指从远端向乳头方向按揉、梳理乳房 10 min。

11）点按上肢穴位云门、中府、曲池、合谷、少泽各 5 次。

12）摩按腹部的中脘穴 5 次。

13）点按下肢穴位足三里、三阴交、涌泉穴各 5～10 次，有发热感。

（4）按摩疗程每天一次，3～5 天为一个疗程。

（5）让婴儿勤吸吮。

（6）配合相应的饮食调理（按第七章哺乳期产妇膳食与形体恢复）。

（7）做好产妇心理疏导工作，让其保持愉快心情。

（8）适当地运动，多晒太阳。

## 二、气血不足型缺乳

### 1. 气血不足型缺乳的表现

气血不足型缺乳也称气血虚弱型缺乳，是指在生产过程中产妇出血过多，或平时身体虚弱导致产后乳汁甚少或乳汁多日不下。表现为乳房柔软，无胀满感，面色苍白，皮肤干燥，神疲乏力，头晕耳鸣，心悸气短，腰酸腿软。

### 2. 治疗原则

补气养血、催乳按摩手法、食疗法。

### 3. 气血不足型缺乳的处理方法

（1）按摩手法：梳理法、按柔法、摩法、点压法、拿捏法。

（2）按摩取穴：膻中、膺窗、神封、乳中、乳根、中脘、云门、中府、天池、神阙、合谷、少泽、曲池、足三里、肩井、膈俞、肝俞、脾俞、肾俞、涌泉。

（3）按摩方法与步骤

气血不足型缺乳按摩的前 6 个步骤与产后普通型缺乳相同，在此基础上再加 3 个步骤，效果更佳。

1）点按少泽穴 5～10 次。

2）摩腹并按揉神阙穴 5～10 min，点按中脘穴，也可艾灸中脘、神阙、关元穴。

3）按揉足三里、涌泉穴 30～50 次。

（4）配合相应的饮食调理（按第七章哺乳期产妇膳食与形体恢复），多吃富含铁的食物如动物血、动物肝脏、动物瘦肉、虾皮、黑芝麻、木耳等食物，喝的汤水中可添加黄芪、

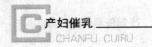
当归等补气血的中药。

（5）让婴儿勤吸吮。

（6）做好产妇心理疏导工作，让其保持心情愉快。

（7）注意保持充足的睡眠。

（8）适当运动，多晒太阳。

## 三、肝气瘀滞型缺乳

1. 肝气瘀滞型缺乳的表现

我国肝气瘀滞型缺乳女性占 40% 以上，多由产后体内激素的改变及其家庭因素引起，表现为产后明显的易怒、失眠、遇到事情提不起兴趣、长吁短叹，常发生在产后第 4 周。产妇乳汁少、浓稠，或乳汁不下，乳房胀硬疼痛，产妇忧郁，胸胁胀闷，食欲不振，或身体微微发热，舌质正常，苔薄黄。

2. 治疗原则

疏肝解郁、活络通乳、专业的点穴位、按摩手法。

3. 肝气瘀滞型缺乳的处理方法

（1）按摩手法：梳理法、按柔法、摩法、点压法、拿捏法。

（2）按摩取穴：膻中、膺窗、神封、乳中、乳根、期门、渊腋、极泉、中脘、章门、云门、中府、天池、神阙、合谷、少泽、曲池、足三里、太冲、行间、肩井、膈俞、肝俞、脾俞、胃俞、肾俞。

（3）按摩方法与步骤

肝气瘀滞型缺乳按摩的前 10 个步骤与产后普通型缺乳相同，另外再增加以下步骤，效果更佳。

1）点按少泽穴 5～10 次。

2）搓摩胁肋 5 min。

（4）点按期门穴 3 次。

（5）从期门穴到章门穴反复划压 5～10 次。

（6）推按太冲穴至行间穴 100～200 次。

4. 配合相应的饮食调理（按第七章哺乳期产妇膳食与形体恢复），饮食要清淡，多吃绿叶蔬菜和新鲜的水果。另外，可以口服王不留行煎水喝，早晚各一次。

5. 让婴儿勤吸吮。

6. 亲人要多加爱护、理解和关注，使产妇保持心情愉快。

7. 保持充足的睡眠。

8. 适当运动，多晒太阳。

## 四、乳汁淤积型缺乳

1. 乳汁淤积型缺乳的表现

乳汁淤积型缺乳又称胀乳型缺乳。是因为乳汁分泌过多却没有及时排空，或在乳腺管还不畅通时就在饮食上大补引起的。表现为乳房出现肿块，肿块移动度好，表面光滑，皮肤不变，按之胀痛，皮肤不热或微红，与肿块相应的乳孔无乳排出。常发生在产后 3～7 天，如果不及时处理，容易发生急性乳腺炎，及时采取正确的按摩治疗可迅速缓解。

2. 治疗原则

（1）及时排乳。

（2）疏通乳腺。

（3）采用食疗法。

3. 乳汁淤积型缺乳的处理方法

（1）按摩手法：梳理法、按揉法、摩法、点压法、拿捏法。

（2）按摩取穴：膻中、膺窗、神封、乳中、乳根、天池、神阙、合谷、少泽、曲池、肩井、神庭、百会、风池、天宗、肝俞、胆俞、脾俞、胃俞、三焦俞、肾俞。

（3）按摩方法与步骤

1）从前额开始，右手五指伞形展开，稍用力，从神庭穴渐移至百会穴，再移至风池穴，反复做 5～8 次。

2）双手拿两侧肩井穴 2 min。

3）点按后背俞穴：天宗穴、肝俞穴、胆俞穴、脾俞穴、胃俞穴、三焦俞穴、肾俞穴 5～10 min。

4）用湿毛巾热敷乳房 3～5 min 后，边热敷边排乳，一只手托起患侧乳房，另一只手三指并拢，在乳头和乳晕处施以轻柔的揉法，以引起排乳反射。继续在乳头外侧至乳头处施以指揉、指梳、挤压等法，直至乳汁顺畅排出。

5）可借助吸乳器排乳。

6）拿捏患侧胸大肌 3～5 次。

7）弹拨极泉穴 3～5 次。

8）点按胸部的膻中、乳中、乳根、期门、天池、膺窗、神封穴；上肢的曲池、合谷、少泽穴各 5 次。

9）搓摩胁肋 5 min。

4. 配合相应的饮食调理（按第七章哺乳期产妇膳食与形体恢复），饮食要清淡，少食油

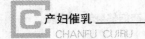
腻、煎炸食物。

5. 喂奶后将剩余乳汁及时排出。

6. 亲人要多加爱护、理解和关注，使产妇保持心情愉快。

7. 保持充足的睡眠。

8. 适当运动，多晒太阳。

# 第五节　急性乳腺炎、胀奶的处理方法

**培训目标**

1. 学会产妇胀奶的护理方法。

2. 掌握急性乳腺炎初期的护理方法。

## 一、胀奶

### 1. 胀奶的原因

（1）婴儿出世后未能及早哺喂。

（2）哺喂的间隔时间太长。

（3）乳汁分泌过多，婴儿吃不完，使乳汁无法被完全吸出，乳腺管内乳汁淤积，产妇会因怕痛而减少喂奶次数，进而造成乳汁停流加重胀奶。

（4）产后饮食过量、营养过剩，造成乳汁分泌过多，排乳不畅或未及时排乳。

### 2. 胀奶的表现

乳房肿胀，疼痛、变硬，乳晕硬挺、乳头变大不易含接，排乳困难或无乳排出。

### 3. 预防原则

（1）应在婴儿出生半小时内开始哺喂母乳，这样乳汁分泌量也会较多。

（2）注意哺喂次数，2～3 h哺喂1次，以排出乳汁，保证乳腺管通畅，预防胀奶。

（3）如果乳汁分泌过多，婴儿吃不了，应用吸乳器把多余的奶吸空。这样既解决乳房胀痛，又能促进乳汁分泌。

### 4. 治疗原则

热敷、排乳、吸乳器吸乳、疏通乳腺。

### 5. 胀奶的处理方法

（1）按摩手法：推按法、梳理法、挤压法、震颤法、拿捏法。

（2）按摩取穴：膻中、屋翳、乳中、乳根、期门、渊腋、天池、合谷、少泽、曲池、肩井、太冲、神庭、百会、风池、天宗、肝俞、胆俞、三焦俞、肾俞。

（3）按摩方法与步骤

1）从前额开始，右手五指伞形展开，稍用力，从神庭穴渐移至百会穴，再移至风池穴，反复做5～8次。

2）双手拿捏两侧肩井穴 2 min。

3）点按后背俞穴：天宗穴、肝俞穴、胆俞穴、三焦俞穴、肾俞穴 5～10 min。

4）用湿毛巾热敷乳房 3～5 min 后，边热敷边排乳，一只手托起乳房，另一只手三指并拢，在乳头和乳晕处施以轻柔按压力引起排乳反射，然后，双手拇指食指中指从乳头外侧至乳头处施以推、按、挤的手法，使乳汁顺畅排出。

5）可借助吸乳器，一边按摩挤压排乳，一边吸乳。

6）拿捏患侧胸大肌 3～5 次。

7）弹拨极泉穴 3～5 次。

8）点按膻中、乳根、期门、天池、屋翳、渊腋、曲池、合谷、少泽穴各 5 次。

9）搓摩胁肋 5 min。

10）推太冲穴 100～200 下。

### 6. 日常护理方法

（1）喂哺前，湿热毛巾敷乳房 3～5 min，随之柔和地按摩、拍打乳房数次，手以 C 形握住乳房，先往胸壁压，再以大拇指或食指压住乳晕，挤出部分乳汁，使乳晕软化，以便使婴儿正确地含吮乳头和大部分乳晕，使婴儿充分有效地吸吮。

（2）喂哺时，先喂奶胀明显的一侧，因为饥饿的婴儿吸吮力最强，利于吸通乳腺管。当婴儿不能有效地吸吮或婴儿一点都不肯吸奶时，要帮助产妇将乳汁挤出，再将挤出的乳汁用杯子喂婴儿。如果乳房很痛，可用吸乳器吸出乳汁，使乳房舒服至肿胀消失为止。

（3）哺乳的同时按摩乳房，利于淤积乳汁的排出。

（4）吸吮一侧乳房时，若另一侧乳房流出乳汁，勿人为阻塞该侧乳汁的流出，以减轻其乳胀感。

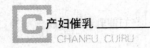
建议：产后补充营养并不是多多益善，帮助下奶的鱼汤、肉汤一定要根据乳汁分泌的多少适量饮用。因为有些产妇在开始分泌乳汁时乳腺管尚未通畅，而婴儿吸吮能力弱，若大量分泌乳汁，容易造成乳汁淤积，乳房则胀奶结块，导致乳腺炎，给产妇带来痛苦，所以，产后进食下奶的食物一定要适量。

## 二、急性乳腺炎

### 1. 急性乳腺炎的表现

多发于产后 3～4 周，由于产后哺乳的乳汁淤积，或乳头皲裂，致使病菌侵入乳管，引起乳腺组织的急性化脓感染。如果炎症得不到及时治疗，易形成乳房脓肿。初期乳房局部出现红、肿、热、痛的现象，按之有硬块。日久化脓溃烂，同时伴有发热、恶寒、头痛、疲惫等全身症状。如果乳房局部出现红、肿、热、痛，按之有硬块时，可以适当的按摩手法缓解，但手法一定要轻。如果产妇高烧，症状在母乳被吸出后，24 h 内仍未改善时，需尽快到医院治疗。

### 2. 治疗原则

排乳、消炎、点穴、疏通乳腺。

### 3. 急性乳腺炎的处理

治疗输乳管阻塞及乳腺炎，最重要的步骤就是让乳房阻塞部分的母乳流出来。

（1）按摩方法

原则上已诊断为急性乳腺炎的产妇应以输液消炎为主，适当的按摩起到辅助作用，按摩方法与乳汁淤积完全相同。按摩手法应遵循先轻后重、先近后远的原则。

（2）改善方法

方法一：

1）早期做冷敷，后期做热敷，使用抗生素。

2）乳头皲裂、破损者应暂停母乳喂养，用双手尽量使乳汁排空，乳头破损处使用止痛药膏，如酒花素、鱼肝油铋剂，每天 3 次，每次 20 min，以促进伤口愈合。

3）出现积乳囊肿时

①滚法施于背部肺俞、膈俞、肝俞、胆俞、脾俞、胃俞、肾俞穴 5 min；沿脊椎自上而下捏脊 3～5 遍。

②点按天宗穴 5 遍；双手捏拿肩井穴 5 次，畅通全身经络。

③可在乳房热敷，用蒲公英药汁热敷 5 min 后，边热敷边用手法按摩，先在乳晕处做轻柔的排乳动作，之后从乳房四周向乳头方向，采用推、按、挤的手法进行轻柔的按摩，使乳腺管通畅，以促进乳汁排出；也可借助吸乳器将乳汁排出。

方法二：

1）产妇要注意母乳没有流通的原因并改正以下几点：是不是婴儿嘴乳衔接不好，改正抱婴儿的含乳的姿势；产妇避免穿太紧的衣服，尤其是太紧的胸罩；注意躺着时是否压迫到乳房；喂奶时手指不要压到乳晕，以免阻塞母乳流出；如果乳房大而下垂，且阻塞的部分是在乳房下半部分时，可在喂奶时以手托着提高乳房，让乳房下半部分的母乳比较容易被婴儿吸出来。

2）产妇要增加喂奶次数，使母乳被及时吸出来。

3）产妇要变换不同的姿势，先喂没有感染的一侧。

4）产妇出现发烧、疲惫且感染未改善，应即刻就医。

5）饮食以清淡为主，少食高脂肪食物。

6）进行心理疏导，缓解产妇焦躁情绪。

7）适当运动，多晒太阳。

## 4. 急性乳腺炎的食疗方法

患乳腺炎的产妇忌食鱼腥类、辛辣类、刺激类、油腻煎烤类食品，停吃猪蹄等发乳食品。而以下食疗有助于本病的预防、早期治疗和康复。

（1）炒油菜。油菜 200～250 g，油菜洗净，热炒后食用。

（2）橙汁酒。甜橙 1 只，啤酒 20 mL。甜橙去皮绞汁，加啤酒 20 mL，加热顿服。可宽胸利气，消痛散结。

（3）西瓜翠皮汤。西瓜皮适量，将西瓜皮去净红瓤和外皮，洗净后煮汤。

（4）茭白炒肉丝。茭白适量，肉丝、金针菜各少许。将茭白切条加调味品适量佐餐食用。《金峨山房药录》说："茭白性甘寒，善通经络，而除湿热，乳腺不通者合金针菜可使宣通。"

（5）蒲公英粥。蒲公英 60 g，金银花 30 g，粳米 50～100 g。先煎蒲公英、金银花，去渣取汁，再入粳米煮粥。任意服食，有清热解毒的功效。

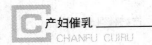
# 第六节　哺乳期常见乳头问题的处理

**培训目标**

1. 学会乳头皲裂的护理方法。
2. 掌握乳头畸形或凹陷调理方法。
3. 掌握改善产后乳汁自出的方法。

## 一、乳头皲裂

### 1. 乳头皲裂的表现

乳头皲裂是指乳头及乳晕出现不同程度的伤口。乳头皲裂后，婴儿在吸奶时产妇会感觉疼痛，裂口深的甚至会出血。产妇由于疼痛而影响授乳，致使乳汁迅速减少或乳汁淤积，还可以导致细菌侵入，引起乳腺炎。

### 2. 治疗原则

借助乳头保护器；严重时停止婴儿吸吮，双手排乳，外敷药物治疗。

### 3. 护理要点

（1）先用疼痛轻的一侧乳房哺乳，并注意将乳头及乳晕的大部分含入婴儿口腔中，还要注意变换婴儿的吃奶位置，以减轻吸吮对乳头的刺激。

（2）平时热敷乳房和乳头后，将黑白芝麻炒熟后碾碎成末，用香油调成糊状涂在洗净乳头处，每次 20 min，每天 3 次，3～5 天即可痊愈。哺乳疼痛时，可放置乳头保护罩间接哺乳（乳头保护罩的型号可根据产妇乳头直径大小来选择）。

（3）乳头处破溃流脓出血时，可停止婴儿吸吮，用双手将乳汁排入奶瓶内（不可使用吸乳器），用奶瓶喂养婴儿。在破溃的乳头处可涂上酒花素或鱼肝油铋剂或将黑白芝麻炒熟后碾碎成末用香油调成糊状涂在洗净乳头处，每次 20 min，每天 3 次，3～5 天即可痊愈。

## 二、乳头畸形或凹陷

### 1. 乳头凹陷的表现

分为真性乳头凹陷、乳头内翻、假性乳头凹陷，凡出现这类问题都会影响乳汁的排出。若乳头陷于乳晕内，且牵拉也不高出乳晕，为真性乳头凹陷；若乳头向内翻不能拉出，称乳头内翻；若乳头与乳房皮肤在同一平面仅不能竖起，成为假性乳头凹陷（亦称扁平乳头）。如前所述，在怀孕 4～6 个月或 9 个月以后进行纠正效果最佳。如果以前未能纠正，可以实施正确的按摩手法，缓解其症状。

### 2. 治疗原则

牵拉法，捻转法，辅助工具矫正。

### 3. 乳头畸形或凹陷的处理

（1）双手从乳房基底部向乳头中心用力挤出一些乳汁，用两拇指和食指平行轻压乳头两侧，慢慢地由乳头向两侧外方拉开，继而捻转乳头使乳头向外凸出。同样的方法围绕着另一侧乳头做一圈。

（2）用拇指、食指、中指轻捏拿乳头 2 min，像婴儿吸吮状。

（3）五指从远端向乳头梳乳房，提拉乳头 5 min。

（4）点按膻中、乳根、乳中、肩井、合谷穴各 5 次。

（5）还可以借助大注射器远端口或乳头吸引器负压作用吸压凹陷乳头。

（6）配合相应的饮食调理。

（7）每天坚持刺激、提拉乳头。

## 三、产后乳汁自出

### 1. 产后乳汁自出的表现

产后乳汁自出是指产后乳汁不经婴儿吸吮即不断自然流出，称为"漏乳""产后乳汁溢出"或"乳汁自涌"等。如果产妇身体健康，体质强壮，营养旺盛，乳汁充沛，乳房饱满，而自然流出一般认为是正常现象。如果因气血虚弱、肝经郁热，也可迫使乳汁外溢。

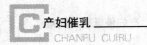

## 2. 治疗原则

不同病因，症状不同，用相应的按摩方法调理。

## 3. 按摩方法

如果是气血虚弱型，即按本技能的"气血虚弱型按摩"来操作；如果是肝经郁热型，即按本技能的"肝郁气滞型按摩"来操作。

# 本 章 习 题

1. 催乳师的取穴方法有哪些？
2. 循行乳房的经络、穴位有哪些？
3. 产后有哪几种不同类型的缺乳？
4. 产后肝郁气滞的缺乳调理方法。
5. 产后气血虚弱的缺乳调理方法。
6. 产后胀奶的处理方法。
7. 产后急性乳腺炎的处理方法。
8. 产后乳汁自出的处理方法。
9. 乳头皲裂的护理方法。

**本章纪要**

_____

_____

_____

_____

_____

# 第七章  哺乳期产妇膳食与形体恢复

## 引 导 语

　　哺乳期的平衡膳食是产妇产后身体恢复和顺利产乳的关键，准确掌握产妇营养需要及膳食营养素参考摄入量标准，正确使用富含营养素的食物，遵循产妇的膳食原则，指导产妇合理饮食。通过产后膳食调配和催乳食疗的学习和制作，达到用饮食调理帮助产妇顺利产乳，使其乳汁充足的目的，并能帮助产妇快速恢复形体。

## 第一节  哺乳期的营养指导

**培训目标**

1. 了解产妇营养需要及膳食营养素参考摄入量。
2. 了解富含营养素的食物。
3. 能够准确掌握产妇每天的平衡膳食推荐摄入量。

　　因分泌乳汁及哺育婴儿的需要，产妇需要的能量及各种营养素多于一般妇女，甚至孕妇。当产妇的各种营养素摄入不足时，体内的分解代谢将增加，以尽量维持泌乳量。刚开始时泌乳量下降可能不明显，但已存在母体内营养的不平衡，最常见的是产妇体重减轻，出现营养缺乏的症状。孕前营养不良、孕期和哺乳期营养素摄入不足较为严重时，将影响乳汁的质量和数量。

## 一、产妇营养需要及膳食营养素参考摄入量

　　产妇的营养需要包括为泌乳提供物质基础和正常泌乳的条件，以及恢复或维持母体健康的需要两方面。

### 1. 能量

　　产后 1 个月内，由于乳汁分泌每天约 500 mL，故产妇的膳食能量适当供给即可；至 3

个月后，每天泌乳量增加到 750～850 mL，对能量的要求增高。人乳的能量为每 100 mL 含 280～320 kJ（67～77 kcal）。由于每升乳汁含能量为 700 kcal，转化乳汁的效率为 80%，故共需约 900 kcal 的能量才能合成 1 升乳汁，虽然孕期的脂肪储备可为泌乳提供约 1/3 的能量，但另外的 2/3 需由日常膳食提供。

《中国居民膳食营养素参考摄入量》建议，产妇能量是在非孕龄妇女的基础上增加 500 kcal/天，轻体力劳动的哺乳期妇女的能量 3 000 kcal/天，蛋白质、脂肪、碳水化合物的供能比分别为 13%～15%、20%～30%、55%～60%。

### 2. 蛋白质

人乳蛋白平均含量为 1.2 g/100 mL，正常情况下每天泌乳量约为 750 mL，所含蛋白质 9 g 左右，但是，母体内膳食蛋白质转变为乳汁蛋白质的有效率为 70%，故分泌 750 mL 的乳汁需要消耗膳食蛋白质 13 g。如果膳食蛋白质的生物学价值不高，则转变成乳汁蛋白质的效率更低。《中国居民膳食营养素参考摄入量》建议，产妇应每天增加蛋白质 20 g，达到每天 85 g，其中一部分应为优质蛋白质。

富含蛋白质的食物有：鸡蛋、鸡肉、猪瘦肉、兔肉、牛肉、鱼、虾类、豆制品、小米、豆类等。

在动物蛋白中，牛奶、蛋类的蛋白质是所有蛋白质食物中品质最好的，其原因是最容易消化，氨基酸齐全，也不易引起痛风发作。

在植物蛋白中最好的是大豆蛋白，大豆中含 35% 的蛋白质，而且非常容易被吸收，可降胆固醇，还可抗癌。大豆蛋白含有丰富的异黄酮，异黄酮是一种类似荷尔蒙的化合物，可抑制因荷尔蒙失调所引发的肿瘤细胞的生长。

### 3. 脂肪

每次哺乳过程的中后段，乳中脂肪含量比前段乳的含量高，这样有利于控制婴儿的食欲。产妇能量的摄入和消耗相等时，乳汁中脂肪酸与膳食脂肪酸的组成相近，乳中脂肪含量与产妇膳食脂肪的摄入量有关。脂类与婴儿的脑发育有密切关系，尤其是其中的不饱和脂肪酸，例如 22 碳 6 烯酸（DHA），对中枢神经的发育特别重要。目前我国产妇脂肪推荐与成人相同，膳食脂肪供给为总能量的 20%～30%。

富含脂肪的食物有：各种植物油、动物油、奶酪、芝麻，以及花生、核桃、松子、榛子、开心果等坚果类食物。

### 4. 碳水化合物

产妇膳食碳水化合物适宜摄入量，建议提供 55%～65% 的膳食总能量。

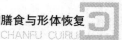

富含碳水化合物的食物有：各种谷类、杂粮类、薯类（红薯、马铃薯）、山药、芋头、杂豆类（红豆、绿豆、豌豆、扁豆）等。

### 5. 矿物质

（1）钙

为保证乳汁中钙含量的稳定及母体钙平衡，应增加产妇钙的摄入量。《中国居民膳食营养素参考摄入量》建议，产妇膳食钙的适宜摄入量每天为 1 200 mg，可耐受的最高摄入量每天为 2 000 mg。产妇要注意膳食多样化，增加富含钙的食品，例如豆类和豆制品等，建议每天饮奶至少 250 mL，以补充 300 mg 的优质钙，摄入 100 g 左右的豆制品和其他富钙食物，可获得约 100 mg 的钙。加上膳食中其他食物来源的钙，摄入量可达到约 800 mg，剩余不足部分可增加饮奶量或采用钙剂补充。此外，还要注意补充维生素 D（多晒太阳或服用鱼肝油等），以促进钙的吸收与利用。

富含钙的食物有：牛奶、海带、虾皮、豆制品、动物骨头；蔬菜中，雪里蕻 100 g 含钙 230 mg，小白菜、油菜、茴香、芫荽、芹菜等每 100 g 钙含量 150 mg 左右。

（2）铁

尽管铁不能通过乳腺进入乳汁（母乳中铁含量仅为 0.05 mg/100 mL），一般情况下，产妇也没有月经失铁，但哺乳期仍需要含铁较高的膳食补充铁，目的是补充孕期铁的丢失（胎儿铁储备和产时出血）。《中国居民膳食营养素参考摄入量》建议，产妇膳食铁的适宜摄入量为每天 25 mg，可耐受的最高摄入量为每天 50 mg。由于食物中铁的利用率低，除注意用富铁食物补充铁外，可考虑补充小剂量的铁制剂，以纠正和预防缺铁性贫血。

富铁食物有：动物血、肝、瘦肉、蛋黄、豆及豆制品、新鲜的深色带叶蔬菜、海带、紫菜、黑木耳、芝麻酱、红糖、小米等。

### 6. 维生素

（1）维生素 A

由于维生素 A 可以通过乳腺进入乳汁，产妇膳食维生素 A 的摄入量可以影响乳汁中维生素 A 的含量，而乳汁中维生素 A 的含量直接影响到婴儿的生长发育和健康状况。《中国居民膳食营养素参考摄入量》建议，产妇膳食维生素 A 的推荐摄入量为每天 1 200 μg，可耐受的最高摄入量每天为 3 000 μg。通过多选富含维生素 A 的食物可以满足需要。

富含维生素 A 的食物有：动物肝脏，奶与奶制品及禽蛋，绿叶菜类、黄色菜类及水果等。西红柿、柿子、鸡蛋、牛肝和猪肝、牛奶、奶酪、黄油、西蓝花、菠菜、莴苣、大豆、青豌豆、橙子、红薯、杏等都可补充维生素 A。另外，多吃鱼肝油可以补充维生素 A。

（2）维生素 D

由于维生素 D 几乎不能通过乳腺，母乳中维生素 D 的含量很低。《中国居民膳食营养素参考摄入量》建议，产妇膳食维生素 D 的推荐摄入量为每天 10 $\mu g$，可耐受的最高摄入量为每天 50 $\mu g$。由于膳食中富含维生素 D 的食物很少，建议产妇和婴儿多进行户外运动，多晒太阳，必要时可补充维生素 D 制剂，以改善母子双方维生素 D 的营养状况和促进膳食钙的吸收；维持母乳中钙水平的恒定，以利于婴儿骨骼的生长发育，弥补孕期母体骨钙的丢失。

富含维生素 D 的食物有：自然界中只有很少的食物含有维生素 D。动物性食品是非强化食品中天然维生素 D 的主要来源，如含脂肪高的海鱼和鱼卵、动物肝脏、蛋黄、奶油和奶酪等，而瘦肉、奶、坚果中含微量的维生素 D。通过日光浴可以促进维生素 D 在体内合成。也可以在医生的指导下补充鱼肝油滴剂。

（3）B 族维生素

母乳中维生素 $B_1$（又叫硫胺素）含量平均为 0.02 mg/100 mL。已证明维生素 $B_1$ 能够改善产妇的食欲和促进乳汁分泌，预防婴儿维生素 $B_1$ 缺乏病。膳食中维生素 $B_1$ 被转运到乳汁的效率仅为 50%。《中国居民膳食营养素参考摄入量》建议，维生素 $B_1$ 的推荐摄入量为每天 1.8 mg，应增加富含维生素 $B_1$ 的食物，如瘦猪肉、粗粮和豆类等。

母乳中维生素 $B_2$ 的含量平均为 0.03 mg/100 mL。产妇膳食维生素 $B_2$ 的推荐摄入量为每天 1.7 mg，多吃肝、奶、蛋以及蘑菇、紫菜等食物，可改善维生素 $B_2$ 的营养状况。

富含维生素 $B_1$ 的食物有：谷物皮、豆类、坚果类、芹菜、瘦肉、动物内脏、小米、大白菜、发酵食品，胚芽、米糠和麸皮。

富含维生素 $B_2$ 的食物有：动物肝脏如肝、肾、心，猪肉、小麦粉、羊肾、鸡肝、大米、黄瓜、鳝鱼、鸡蛋、牛奶、豆类及某些蔬菜，如油菜、菠菜、青蒜等绿叶蔬菜。

（4）维生素 C

据世界卫生组织报告，全球平均母乳中维生素 C 含量为 5.2 mg/100 mL，乳汁中维生素 C 与产妇的膳食有密切关系。《中国居民膳食营养素参考摄入量》建议，维生素 C 的推荐摄入量为每天 130 mg，只要经常吃新鲜蔬菜与水果，特别是鲜枣与柑橘类，容易满足需要。维生素 C 的可耐受的最高摄入量为每天 1 000 mg。

富含维生素 C 的食物有：新鲜的蔬菜和水果，如青菜、韭菜、菠菜、柿子椒、芹菜、花菜、西红柿、大蒜、龙须菜、甜辣椒、菠菜、萝卜叶、卷心菜、马铃薯、荷兰豆和柑橘、橙、柚子、红果、葡萄、酸枣、鲜枣、草莓、柿子、金橘。野生的苋菜、苜蓿、刺梨、沙棘、猕猴桃、酸枣等维生素 C 含量尤其丰富。

总之，产妇膳食中能量及蛋白质、脂肪、碳水化合物、矿物质和维生素都应适量增加，以满足泌乳的需要。

## 二、产妇每天的平衡膳食推荐摄入量

### 1. 主食

谷类、粗粮、薯类及杂豆类 500 g（每天 4 种以上，粗细搭配）。

### 2. 副食

鲜蔬菜 500 g（4 种以上，为生料可食部，绿叶蔬菜占 1/2）；三餐后水果 200 g（4 种以上）；鸡蛋 2 个（蛋黄富含钙铁）；畜、禽肉类 200 g（红肉），鱼、虾类 100～150 g；牛奶 500 g，豆及豆制品或坚果类 30～50 g；油（4 种以上，如橄榄油、花生油、大豆油、麻油等）30 mL。

## 三、哺乳期膳食指南

### 1. 产褥期膳食要点

正常分娩后，产妇可进食适量、易消化的半流质食物，如红糖水、藕粉、蒸蛋羹、蛋花汤等。分娩时若会阴撕伤Ⅲ度缝合，应给无渣膳食 1 周左右；注意优质蛋白的补充，但进食鸡蛋一天不要超过 6 个。同时，注意蔬菜水果的摄入。

### 2. 哺乳期的膳食

（1）食物种类齐全多样化

一天以 5～6 餐为宜，主食不能只吃精白米、面，应该粗细粮搭配，每天食用一定量的粗粮，并适当调配些杂粮如燕麦、小米、赤小豆、绿豆等，每天 300～500 g。

（2）供给充足的优质蛋白质

动物性食品如鱼类、禽类、肉类等能提供优质的蛋白质，每天 200～250 g。在受经济条件限制的地区，充分利用大豆类食品提供蛋白质和钙质。

（3）多食含钙丰富的食品

乳及乳制品（如牛奶、酸奶、奶粉、奶酪等）含钙量最高，并且易于吸收利用，每天至少摄入 250 g。此外，小鱼、小虾皮含钙丰富，可以连骨带壳食用。深绿色蔬菜、豆类也可提供一定数量的钙。

（4）多食含铁丰富的食品

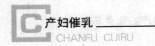

如动物的肝脏、肉类、鱼类、某些蔬菜（油菜、菠菜等）、大豆及其制品等。

（5）摄入足够的新鲜蔬菜、水果和海产品

每天保证供应 500 g 以上。产妇还要多选用绿叶蔬菜。有的地区产后有禁吃蔬菜和水果的习惯，应予以纠正。

（6）注意烹调方法

对于动物性食品如畜、禽、鱼类的烹调方法，以煮或煨能有较多汤水为最佳选择。烹调蔬菜时，应先洗后切，大火快炒或焯后食用，注意尽量减少维生素 C 等水溶性维生素的损失。

# 第二节　哺乳期的膳食调配

**培训目标**

1. 了解催乳食材。

2. 掌握催乳食谱的制作，并能根据产妇的实际情况设计出相应的食谱，指导饮食。

## 一、炖汤

### 1. 炖汤的好处

（1）水溶性氨基酸、维生素、矿物质可刺激胃液分泌，帮助消化吸收。

（2）营养丰富，味道鲜美，易于吸收。

（3）促进食欲及乳汁分泌，恢复体力。

（4）手术及分娩损失了一部分血液，加上产妇多汗（产乳汗）及乳汁分泌，多喝汤有利于补充体液，维持水平衡。

### 2. 炖汤的选择

鸡汤、排骨汤、肘子汤、牛肉汤、猪蹄汤、鱼汤、蛋花汤、豆腐汤、黄花菜炖鸡汤、莲藕排骨汤、各种肉类（猪腿、猪排）煮汤，上述各汤可酌情加入黄豆、花生。

### 3. 炖汤的要求

小火细炖，加点醋（溶钙），烂软为止。

汤类三原则：别太腻；别太咸；别太杂。

有些所谓的"月子汤"加入了中草药，可能与产妇正在口服的中成药发生冲突。

如果肉汤过浓，会导致脂肪含量高，使乳汁中脂肪高。而高脂乳汁婴儿不易吸收，从而导致新生儿腹泻率高。每天的喝汤量要达到 1.5～2.5 kg。

（1）传统下奶汤：猪蹄炖黄豆。

（2）醋或米酒＋猪腿＋鸡蛋：煮汤。

（3）猪蹄汤、瘦肉汤、鲜鱼汤、鸡汤。

产后乳汁迟迟不下或下得很少，可早些喝点肉汤促使乳汁分泌。反之，应少喝汤以免乳汁淤积。

## 二、催乳的食材

### 1. 猪蹄

补血通乳，治疗产后乳汁不足。

### 2. 花生

养血止血，治疗贫血、出血，有滋养作用。

### 3. 小米

富含维生素 $B_1$、维生素 $B_2$、膳食纤维、铁及脂肪、钙、镁、锌、胡萝卜素含量比大米和面粉高出 2 倍，单煮或与大米合煮效果都好，促使肠蠕动加快，增进食欲，恢复体力。

缺点：营养不是很全面，故只喝小米粥可导致营养不足。

### 4. 三红、三黑、四大宝贝

（1）三红：红糖、红枣、红小豆。

（2）三黑：黑木耳、黑豆、黑芝麻。

（3）四大宝贝：红枣、黑木耳、猪肝、猪血。

### 5. 红糖

健脾暖胃、益气化食、散寒活血，利于提高血色素，补血、去寒、利尿，可防治产后尿失禁、促进恶露排出。富含矿物质、微量元素、胡萝卜素，其钾、镁、钙、锌、铁分别比白糖高 63 倍、18 倍、12 倍、6 倍、4 倍，还含有硒、锰、铜等微量元素。

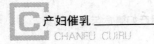
食用红糖注意事项：

（1）系粗制糖，杂质多，应煮沸食用。

（2）食用半月为宜，饮用少于 10 天为宜，食用过多过长会影响子宫复原，增加阴道血性恶露及慢性失血。

（3）夏天使产妇出汗多，会导致体内缺盐。

### 6. 红枣

富含维生素 A、维生素 C、葡萄糖、蛋白质，养血安神、补中益气、补脾和胃、益气生津、调整血脉、化解百毒，含铁量虽不高，每百克含维生素 C 500 mg，缺铁性贫血患者常伴有维生素 C 缺乏，适于产后脾胃虚弱、气血不足者，是水果中最好的补药。

### 7. 黑木耳

富含蛋白质、糖，富含钙、磷、铁，每百克生黑木耳含铁 100 mg，干黑木耳含铁 185 mg，是猪肝的 7 倍。

### 8. 猪肝

每百克含维生素 A 4 972 μg、含维生素 C 20 mg，并含蛋白质、脂肪、核黄素、钙、磷、铁。

### 9. 猪血

富含钠、钙、磷、钾、锌、铜、铁，特别是含铁丰富，每百克含铁 45 mg，比猪肝高 2 倍（猪肝每百克含铁 25 mg），比鲤鱼高 20 倍，比牛肉高 22 倍。

### 10. 黑豆

富含植物性蛋白质及维生素 A、维生素 B、维生素 C，用于浮肿、肌腹松弛。

### 11. 糯米

性味甘平，补中益气。

### 12. 芝麻

芝麻富含蛋白质、脂肪、膳食纤维、钙、镁、锌、铁、磷、维生素 $B_1$、维生素 $B_2$、维生素 E，能预防产后钙缺乏及便秘。

### 13. 黑芝麻

黑芝麻营养明显高于白芝麻，可明显提高膳食的营养质量。

### 14. 鸡肉

（1）炖母鸡导致母乳不足

产后血中雌孕激素下降，催乳素才能发挥促进乳汁分泌作用，母鸡的卵巢中含有一定量的雌激素，使血液中雌激素增高，导致催乳素效能降低，可引起乳汁不足甚至完全回奶。

（2）炖公鸡导致母乳过多

雄激素有对抗雌激素的作用。公鸡睾丸中含有少量的雄激素，清炖公鸡同食睾丸，乳汁分泌会增加，如果乳头不通，乳汁排出不畅时，吃公鸡肉发奶可能引起乳腺炎。

（3）鸡肉的正确食用方法

索性把鸡的卵巢或睾丸去掉，就要它的蛋白质和美味，那鸡汤味道鲜美、营养丰富，产后食用，正如好钢用于刀刃上。

### 15. 鱼

味道鲜美、营养丰富，通常催乳首选鲤鱼、鲫鱼，用清蒸、红烧、炖汤的方法均可，最好汤肉一起食用。

### 16. 干贝

稳定情绪，治疗产后忧郁症。

### 17. 海参

零胆固醇、高蛋白质，适合产后虚弱、乏力、水肿、黄疸产妇食用。

### 18. 猪肾

强化肾脏，促进新陈代谢，促子宫复旧，治腰酸背痛。

### 19. 猪心

强化心脏，富含铁质。

### 20. 鸡蛋

富含氨基酸、矿物质，消化吸收率高，生物利用率最高，生物学价值高。蛋清中的氨

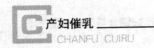
基酸组成模式与人体相近，全蛋蛋白质几乎被人体完全吸收利用，是食物中最理想的优质蛋白质。

鸡蛋中脂肪极易被人体消化吸收，富含卵磷脂、卵黄素、钙、铁、维生素 A、维生素 D，维护神经系功能，有助于婴幼儿生长发育，每天 2 个鸡蛋可完全满足营养需求，吃得太多无法吸收，徒增机体负担，体内蛋白质过剩可诱发其他营养素缺乏。

### 21. 莲藕

含大量淀粉、矿物质、维生素，营养丰富，清淡爽口、活血化瘀、祛瘀生新、健脾益胃、润燥养阴、清热生乳，能及早清除腹内积存瘀血、增食欲、助消化、促使乳汁分泌、缓和神经紧张。莲藕排骨汤可治疗产后贫血。

### 22. 莴笋

清热、活血、利尿、通乳，含钙、磷、铁，助长骨骼、坚固牙齿，尤其适于产后少尿无乳者。

### 23. 红萝卜

含有丰富的维生素 A、维生素 B、维生素 C。萝卜汤宽中理气，促进肠管排气。

### 24. 西芹

纤维素高，预防产妇便秘。

### 25. 黄豆芽

富含蛋白质、维生素 C、纤维素。

### 26. 黄花菜

含蛋白质、磷、铁、维生素 A、维生素 C，味道鲜美，适合做汤，利尿、消肿、清热、止痛、补血、健脑、消除腹痛，适于面色苍白、睡眠不安者。

### 27. 海带

含碘，是制造甲状腺素主要原料；含铁，是制造血细胞的主要原料；乳汁中含量增高，可防止贫血、呆小症。

### 28. 蔬菜水果

富含维生素、矿物质、纤维素，增进食欲，帮助消化、排泄。各种蔬菜、水果都可以食用，但产妇消化功能尚未完全恢复，应注意两点：一是别太多；二是别太凉。

### 29. 产后水果

有人认为水果是生冷食品，对坐月子的产妇身体有害。实际上，产妇适当吃些水果，能增加营养，帮助消化，补充矿物质、维生素、纤维素，具有积极而特殊的医疗作用。

### 30. 香蕉

含纤维素、铁，通便补血、防止产后便秘、产后贫血，可使乳汁铁增高，预防新生儿贫血。

### 31. 橘子

（1）富含维生素 C，增强血管壁的弹性和韧性，防止产后出血。

（2）含钙，促进婴儿牙齿、骨骼发育，防止佝偻病。橘核、橘络（橘子瓣上的白丝）能够通乳。

### 32. 山楂

富含维生素、矿物质、山楂酸以及柠檬酸。生津止渴、活血化瘀。产妇生孩子后过度劳累，口干舌燥、食欲不振，山楂能增食欲、助消化。

### 33. 桂圆（龙眼）

营养丰富、味甘、性平。入脾经心经，补血益脾、气血双补。补脾胃气、补心血虚。

## 三、催乳偏方

### 1. 催乳食谱

（1）猪蹄 1 只，通草 2.4 g，加水 1 500 mL 煮，待水开后用文火煮 1～2 h 食用，每天一次，分两次喝完，连服 3～5 天。

（2）鲜鲫鱼 500 g 去鳞除内脏，清炖或加黄豆芽 60 g 或加通草 6 g 煮汤，每天 2 次，吃肉喝汤，连服 3～5 天。

（3）老母鸡一只，将穿山甲 60 g 砸成 5 分硬币大小块，装入鸡肚内，入锅炖熟烂（也可在吃前加入银耳），食肉喝汤。

（4）豆腐 150 g，加红糖 50 g，加适量水煮，待红糖溶化，加米酒（或黄酒）50 mL，

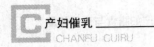
一次吃完，一日一次。

（5）红小豆 125 g 煮粥，早晨吃，连吃 4～5 天；或用红小豆 250 g 煮汤，早晚饮浓汤数日。

（6）干黄花菜 25 g，加瘦猪肉 250 g，同炖食用；或用猪蹄 1 只同干黄花菜炖。

（7）羊肉 250 g，猪蹄 1 只，加适量葱、姜、盐炖熟，每天一次。

（8）鸡蛋 3 个，鲜藕 250 g，加水煮熟，去蛋壳，汤、藕、蛋一起吃，连服 5～7 天。

（9）猪骨 500 g，通草 6 g，加水 2 000 mL，炖 1～2 h，1 次喝完，每天一次，连服 3～5 天。

## 2. 产妇补蛋白质食谱

（1）豆腐皮蛋汤

原料：鹌鹑蛋 70 g，豆腐皮 50 g。

配料：火腿肉 25 g，水发冬菇 20 g，熟猪油、食盐、葱、姜等适量。

制作方法：将豆腐皮撕碎，洒上少许温水润湿；把鹌鹑蛋磕入碗内，放少许盐，搅拌均匀；将火腿肉切成末，冬菇成丝。把锅置火上，放入熟猪油烧热，下葱花和姜末炝锅，倒入蛋液翻至凝结时加水煮沸，放入冬菇丝、盐等，再煮约 15 min，放入豆腐皮，撒上火腿末即成。

（2）鱼粒虾仁

原料：净鱼肉 100 g，虾仁 100 g，荸荠 100 g，玉米粒 50 g。

配料：鸡汤 30 mL，淀粉、盐、鸡精各适量。

制作方法：

1）将净鱼肉切成丁（即鱼粒），虾仁洗净，均加少许淀粉拌匀；荸荠洗净，去皮，切丁。

2）锅中热油，放入鱼丁和虾仁炒散，再放入鸡汤和荸荠，加盐和鸡精调味，荸荠炒至呈半透明时放入玉米粒翻炒均匀即可。

## 3. 产妇补锌食谱

（1）萝卜番茄汤

营养分析：此汤含锌量约 35.55 mg。西红柿有清热解毒的作用，所含胡萝卜素及矿物质是缺锌补益的佳品。

制作方法：

1）胡萝卜、西红柿去皮切厚片。

2）热锅下油，倒入姜丝煸炒几下后放入胡萝卜翻炒几次，注入清汤，中火烧开，待胡

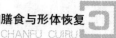

萝卜熟时，下入西红柿，调入盐、味精、白糖，把鸡蛋打散倒入，撒上葱花即可。

（2）油泼莴笋

营养分析：此道菜清淡、爽口，其含锌约 7.86 mg。莴笋所含矿物质比其他蔬菜高 5 倍，对缺锌引起的消化不良、厌食等症有很好的疗效。

制作方法：

1）将莴笋去皮洗净，切成 6 cm 长条状。

2）烧锅加水，待水开后，放入莴笋，大火滚开后关火。随即放入盛有冷水的容器中，过水后捞出放入盘中，撒少许盐、味精、水腌制，并摆放好葱丝待用。热锅下油至 80℃左右，将油淋入摆放好的莴笋上即可。

### 4. 产妇补维生素食谱

（1）胡萝卜苹果奶

营养分析：胡萝卜和蛋黄，含有丰富的维生素 A、维生素 D，以及钙、磷等微量元素，这些对促进生长发育，维持肌肉和骨骼的正常功能，都大有帮助。

制作方法：

苹果去皮、去心，胡萝卜洗净，连同余下的原料（熟蛋黄 1/2 个，牛奶 80 mL，蜂蜜 10 mL）一起，放入电动食物粉碎机内，搅打均匀。

（2）炒素蟹粉

营养分析：土豆、胡萝卜、鲜笋绿叶菜、冬菇等含有大量维生素，是孕产妇补充维生素的美食。

制作方法：

1）把熟土豆、红萝卜去皮漱成泥，鲜笋斩细，绿叶菜和水发冬菇切成丝。

2）炒锅放生油熬熟，投入土豆、红萝卜泥煸炒，炒到起酥，再放绿叶菜和冬菇、笋同炒，并随加白糖、精盐、味精、姜末稍炒，最后淋少许米醋，随即起锅装盘。

### 5. 设计产妇四季食谱的原则

（1）总的饮食原则

1）主食中选择高热量的食物。

2）保证充足的优质蛋白质。

3）保证充足的维生素。

（2）春季

春天是阳气升发的季节，所以，人们应该顺应季节的变化，通过饮食调养阳气以保持健康的身体。

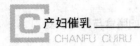
产妇春季食谱推荐见表7—1。

表7—1　　　　　　　　　　　产妇春季食谱推荐

| 餐次 | 早餐 | 加餐 | 午餐 | 晚餐 | 加餐 | 水果 | 饮料 |
|---|---|---|---|---|---|---|---|
| 膳食名称 | 小米粥或绿豆粥<br>豆包<br>煮蛋沾黑芝麻盐<br>煎黄花鱼1条<br>肉沫小白菜 | 牛奶<br>饼干 | 花卷<br>排骨汤面<br>西红柿炖牛肉 | 米饭<br>炒素丝<br>抓炒鱼片<br>鱼头木耳汤 | 花生猪蹄煲 | 苹果<br>草莓 | 牛奶<br>柳橙汁<br>柠檬汁 |

（3）夏季

在炎炎的夏季里，35℃的高温天气，胃口实在不是很好，还时刻都有中暑的危险。中医常说"暑热伤气"，所以，饮食应该以清淡、营养、易消化的食物为主，避免食用油腻、不易消化的食物，而且也不要过饱或过饥，重视健脾养胃，促进消化吸收功能。

产妇夏季食谱推荐见表7—2。

表7—2　　　　　　　　　　　产妇夏季食谱推荐

| 餐次 | 早餐 | 加餐 | 午餐 | 晚餐 | 加餐 | 水果 | 饮料 |
|---|---|---|---|---|---|---|---|
| 膳食名称 | 红枣粥<br>面包<br>鸡蛋一个 | 牛奶<br>鸡蛋 | 米饭<br>肉炒西蓝花<br>炒豌豆<br>海带排骨汤 | 小米粥<br>芝麻盐烙饼<br>美味蔬菜<br>肉片烧茄子<br>玉米浓汤 | 银耳鸡汤面 | 荔枝<br>柚子 | 荸荠甜汁 |

（4）秋季

秋天是最干燥的季节，人们往往会出现口干舌燥、皮肤干燥、大便干结等诸多现象。所以，这个时节滋阴是很必要的。产妇要防止上火。

产妇秋季食谱推荐见表7—3。

表7—3　　　　　　　　　　　产妇秋季食谱推荐

| 餐次 | 早餐 | 加餐 | 午餐 | 晚餐 | 加餐 | 水果 | 饮料 |
|---|---|---|---|---|---|---|---|
| 膳食名称 | 豆浆<br>果仁<br>点心<br>饼干 | 牛奶<br>面包 | 三鲜馄饨汤<br>素蟹料蒸饺 | 米饭<br>桃仁鸡丁<br>黄瓜皮蛋汤<br>青菜炒百叶 | 鲫鱼枸杞汤 | 枇杷<br>凤梨<br>苹果 | 胡萝卜<br>酸奶 |

（5）冬季

冬季天寒地冻，通常人们的身体都会储存很多能量，以便抵抗寒冷的气候。所以，人

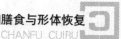

们在日常生活的饮食中一定要遵循三个原则，也就是通过饮食可以达到保温、御寒和防燥的作用。这三个原则包括：一是要注意多补充热源食物，增加热能的供给，以提高身体对低温的耐受力；二是要多补充富含蛋氨酸和无机盐的食物；三是要注意多吃富含维生素 B、维生素 A、维生素 C 的食物，防止口角炎、舌炎等疾病的发生。

产妇冬季食谱推荐见表 7—4。

表 7—4　　　　　　　　　　　　　　　产妇冬季食谱推荐

| 餐次 | 早餐 | 加餐 | 午餐 | 晚餐 | 加餐 | 水果 | 饮料 |
|---|---|---|---|---|---|---|---|
| 膳食名称 | 小米粥<br>奶黄包<br>肉炒西蓝花 | 红豆奶昔 | 米饭<br>青椒炒鸡胗<br>炒三丝（土豆丝、<br>胡萝卜丝、青椒丝）<br>赤豆鲫鱼汤 | 鸡汤<br>胡萝卜<br>羊肉水饺 | 猪蹄<br>豆腐 | 香蕉<br>橘子 | 牛奶 |

# 四、催乳中药选用

## 1. 通草（见图 7—1）

【性味归经】甘、淡，微寒。归肺、胃经。

【功能主治】清热利尿，通气下乳。用于湿温尿赤，淋病涩痛，水肿尿少，乳汁不下。

【用法用量】3～5 g。用于乳汁稀少的产妇，可与猪蹄、穿山甲、川芎、甘草等煎汤服。

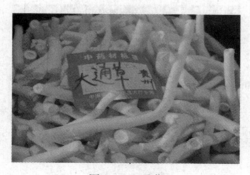

图 7—1　通草

## 2. 王不留行（见图 7—2）

【性味归经】苦，平。归肝、胃经。

【功能主治】活血通经，下乳消痈，利尿通淋。血瘀经闭，痛经，难产；产后乳汁不下，乳痈肿痛；热淋、血淋、石淋。

【用法用量】煎服，5～10 g。外用适量。

【注意事项】孕妇慎用。

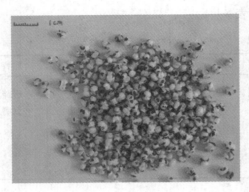

图 7—2　王不留行

### 3. 穿山甲（见图 7—3）

【性味归经】味咸。性微寒。归肝，胃经。

【功能主治】活血散结，通经下乳，消痈溃坚。主血瘀经闭，症瘕，风湿痹痛，乳汁不下，痈肿，瘰疬。

【用法用量】内服：煎汤，3～9 g，或入散剂。外用：适量，研末撒或调敷。

【注意事项】气血虚弱、痈疽已溃者及孕妇禁服。

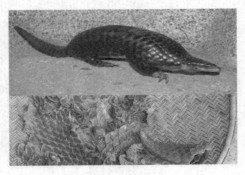

图 7—3　穿山甲

### 4. 漏芦（见图 7—4）

【性味归经】苦，寒。归胃经。

【功能主治】清热解毒，消痈，下乳，舒筋通络。用于乳痈肿痛，痈疽发背，瘰疬疮毒，乳汁不通，湿痹拘挛。

【用法用量】煎服，5～9 g。外用，研末调敷或煎水洗。

【注意事项】气虚、疮疡平塌者及孕妇忌服。

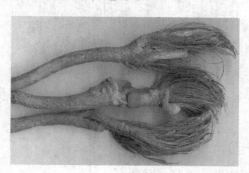

图 7—4 漏芦

### 5. 路路通（见图 7—5）

【性味归经】苦，平。归肝，肾经。

【功能主治】祛风活络，利水通径。用于关节痹痛，麻木拘挛，水肿胀满，乳少经闭。

【用法用量】煎汤，5～9 g；或研末，2～4 g。外用：适量，研末撒或烧烟嗅味。

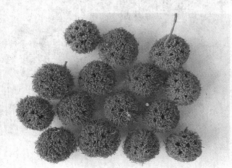

图 7—5 路路通

### 6. 丝瓜络（见图 7—6）

【性味归经】性凉，味甘。归肺，胃，肝经。

【功能主治】活血，祛风。用于痹痛拘挛、胸胁胀痛，乳汁不通。

【用法用量】内服：煎汤，5～15 g；或烧存性研末，每次 1.5～3 g。外用：适量，煅存性研末调敷。

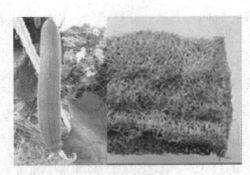

图 7—6　丝瓜络

## 7. 桑寄生（见图 7—7）

【性味归经】苦，甘，性平。入肝、肾经。

【功能主治】补肝肾，强筋骨，祛风湿，安胎；主腰膝酸痛，筋骨痿弱，肢体偏枯，风湿痹痛，头晕目眩，胎动不安，崩漏下血；用于风湿痹痛，腰膝酸软，筋骨无力，崩漏经多，妊娠漏血，胎动不安，高血压；用于产后乳汁少、乳汁不畅或乳房胀痛。

【用法用量】9～15 g。可与路路通、丝瓜络配伍应用。

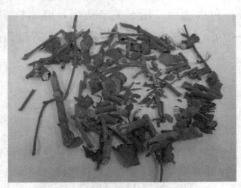

图 7—7　桑寄生

## 8. 紫河车（见图 7—8）

【性味归经】味甘、咸，性温。归心、肺、肾经。

【功能主治】能补肾益精，补气益血。用于肾气不足，精血虚亏，阳痿遗精，腰酸耳鸣，或不孕；肺肾两虚，喘息短气；气血不足，消瘦少食，体倦乏力，或产后乳少。

【用法用量】每天 1 个。煨炖，煮汤等。研末食，每天 5～10 g，分 2～3 次食。如果有新鲜紫河车，洗净后与猪蹄 1～2 只同煨，加入姜、葱、盐调味，食之更佳。

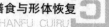

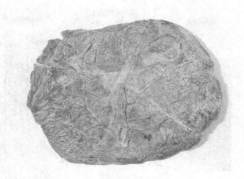

图 7—8　紫河车

## 9. 玉米须（见图 7—9）

【性味归经】甘，平。归膀胱、肝、胆经。

【功能主治】利水消肿，利湿退黄。《滇南本草》认为其"宽肠下气，治妇人乳结、乳汁不通、红肿疼痛，怕冷发热，头痛体困"。

【用法用量】水煎服 30～60 g。乳汁少、乳汁不畅，可与猪脚炖服，每天 2 次。

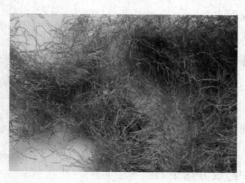

图 7—9　玉米须

## 10. 橘皮（见图 7—10）

【性味归经】苦，辛温。归脾，胃，肺经。

【功能主治】理气健脾，燥湿化痰。

【用法用量】煎服，3～10 g。急性乳腺炎的哺乳期妇女，可用橘皮 30 g，生甘草 6 g，每天煎服 2 次，重者加倍。

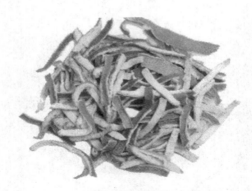

图7—10　橘皮

# 五、催乳常用方剂

## 1. 下乳涌泉散

方剂1

【来源】　《清太医院配方》。

【主治】　产后乳汁不行。

【组成】　当归、川芎、天花粉、白芍药、生地黄、柴胡各30 g，青皮、漏芦、桔梗、木通、白芷、通草各15 g，穿山甲45 g，王不留行90 g，甘草7.5 g。

【功效】　活血通乳。

【用法】　上药研为细末。每服6～9 g，临卧时用黄酒调下。

方剂2

【来源】　《北京市中药成方选集》。

【主治】　乳汁不下。

【组成】　当归64 g，穿山甲（炒）64 g，王不留行（炒）64 g，川芎38 g。

【功效】　活血通乳。

【用法】　上为细末。每服2钱，1天3次，温黄酒送下。

## 2. 乳痈汤

【来源】　《中医催乳手册》。

【主治】　急性乳腺炎。

【组成】　全瓜蒌33 g，牛蒡子12 g，柴胡9 g，青皮12 g，桔梗12 g，穿山甲8 g，王不留行10 g，金银花15 g，连翘10 g，白芷9 g，黄芪6 g，通草6 g，生甘草6 g。加减：

高热、肿块明显，疼痛加剧，加知母 9 g，生石膏 30 g；大便干结加大黄 6 g，当归 10 g；新产恶露未尽加当归 10 g，益母草 30 g；断奶后乳汁塞滞，乳房膨胀，加生麦芽 60 g，生山楂 15 g；无发热，疼痛缓解，局部硬块不红不热，加浙贝母 30 g，皂角刺 15 g。

【功效】 疏肝解郁，清热通乳。

【用法】 水煎服，每天 1 剂，早、晚分服。剩余药渣装袋。隔厚毛巾热敷，每次 10～20 min，每天 2 次。

【方解】 方中柴胡、青皮疏肝理气；穿山甲、桔梗、王不留行、通草通乳散结；全瓜蒌、牛蒡子、黄芪、金银花、连翘、白芷清热解毒，散结消肿；诸药合用，肝郁解，乳络通，肿消痛止。

### 3. 凉血通乳方

【来源】 《中医催乳手册》。

【主治】 急性乳腺炎。

【组成】 生地黄 20 g，赤芍 15 g，牡丹皮 15 g，瓜蒌 15 g，柴胡 12 g，天花粉 12 g，穿山甲 6 g，王不留行 9 g，蒲公英 15 g，漏芦 9 g，生甘草 6 g。加减：发热者酌加金银花、黄芩、玄参；便秘者加生大黄；乳房胀痛明显者加枳壳、青皮，药量随症加减。

【功效】 清热凉血，疏经通乳。

【用法】 水煎，分 3 次口服，每天 1 剂，3 天为 1 个疗程。服药后循乳管方向按摩乳房，协助乳汁排出体外。

【方解】 中医学认为，乳头属足厥阴肝经，乳房属足阳明胃经，乳汁由脾胃水谷之精气所化生，实与血同源。若厥阴之气不行而失疏泄，郁久则横犯脾土，导致胃热郁滞。阳明为水谷之海，热邪侵入血分，阻塞经络则成本病。因此，本病的病机为热在血分。方中柴胡、瓜蒌疏肝理气，去其病因，为治本；生地黄、赤芍、牡丹皮清热凉血，去其症状，为治标。蒲公英又名通乳草，与穿山甲、王不留行、漏芦合用，引药直达病所，疏通经络，可收到釜底抽薪、减轻炎症反应和减少复发的效果。

### 4. 催乳方

【来源】 《中医催乳手册》。

【主治】 产后缺乳。

【组成】 麦冬 15 g，王不留行 25 g，桔梗 12 g，穿山甲 20 g，漏芦 30，党参 25 g，生黄芪 30 g，当归 20 g，猪蹄 2 只。

【功效】 疏肝解郁，补气养血，通络行乳。

【用法】 每天 1 剂，水煎 2 次，分 2 次服用，连服 4 天。

【方解】 方中党参、黄芪补气；桔梗利气通络，猪蹄补血养阴；当归、白芍、麦冬行血补血；漏芦、穿山甲、王不留行通络下乳，全方补气养血，通络行乳，对产后缺乳时间短、原发缺乳患者效果明显；对产后缺乳时间长、继发缺乳患者效果不佳，此类患者多兼有情志郁结，肝气不疏，加用青皮、柴胡疏肝散结，一般收效较好。

### 5. 六昧通乳汤

【来源】 《中医催乳手册》。

【主治】 产后缺乳。

【组成】 黄芪 40 g，当归 12 g，白芍 15 g，王不留行 15 g，炙穿山甲 10 g，桔梗 9 g。

【功效】 补气养血，通络行乳。

【用法】 每天 1 剂，每天 2 次，7 天为 1 个疗程。服药期间多服鱼汤类食品。

【方解】 方中黄芪能补脾肺之气，振奋元阳，兴奋中枢神经系统，又善升举阳气，统行血脉，布精养脏，为补气升阳要药。在配伍中又考虑到乳头为厥阴经脉循行部位，选用白芍入肝脾血分，能化阴补血，和营敛阴，滋润肝脾，柔养经脉。王不留行入血分，善利血脉，行而不往，走而不守，故能上通乳汁。穿山甲能疏理气血，流通经脉，而使乳汁分泌流畅，《本草纲目》云："王不留行能走血分，乃阳明冲任之药"，俗有"穿山甲、王不留行，妇人服了乳长流"之说。

# 第三节　产后常见不适症的食疗

**培训目标**

1. 掌握产后常见不适症的表现。
2. 熟悉产后不适症的调理方法。

## 一、体虚

体虚是孕妇产后最常见的不适症状。分娩时失血过多、用力、疼痛、创伤，都会导致产妇气、血、津液的耗损，就算平时体质再好，也会感到从未有过的虚弱。

调理法：服用药膳。中药膳食可以帮助产妇的身体尽快恢复，可以在中医的指导下，选用党参、黄芪、当归、麦冬、枸杞、山药、桂圆、核桃仁、黑芝麻、莲子等煮粥或煲汤喝。

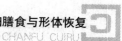

调理食谱如下：

### 1. 牛奶鸡蛋粥

营养分析：牛奶鸡蛋粥有补脾胃、益气血、活血脉的功效。适用于产后虚弱、口干口渴，产后虚泻以及产后血痢，产后恶露不停，是产妇补养保健佳品。

制作方法：

（1）小米淘洗干净。

（2）将锅置火上，放入适量清水、小米，先用旺火煮沸后，再改用小火熬煮至粥浓，打入鸡蛋，略煮即成，以牛奶调味后进食。

### 2. 参归黑鸡汤

营养分析：该汤益气生血，温中补虚。对于妇女产后气血不足所致的多种疾病，如面色苍白或萎黄、头晕眼花、四肢倦怠、气短懒言、心悸怔忡、食欲减退等病症，均有治疗和补益作用。

制作方法：

（1）将鸡宰杀，用沸水烫一下，去毛，剖腹去内脏，清水洗净，待用。

（2）把人参、当归用清水洗净，切成片，待用。

（3）将砂锅洗净，鸡入砂锅，放清水适量，置于炉上煮，煮至鸡肉烂熟，去骨，入人参、当归再煮约 40 min，再放精盐调味即可饮汤食鸡。

## 二、眩晕

分娩时产妇用力伤气和失血过多，使血液不能送达脑部而感到头晕目眩，有时还会伴有食欲不振、恶心、发冷、头痛等症状，一般在产后几天内。随着气血逐渐恢复，会慢慢好转，不过有时也会持续一段时间。

调理法：黄芪羊肉。

可以服用乌鸡白凤丸，也可在家采用食补，如取羊肉 500 g 洗净切片、黄芪 50 g、当归 50 g、大枣 10 个、生姜 1 块，用慢火炖烂，吃肉喝汤。

产妇产后起来活动时，需要有人陪护，并尽量放慢动作，以免晕倒摔伤。

## 三、多汗

由于产后需要排出体内积存的大量水分，所以，产妇出汗是正常的。但如果出汗过多，

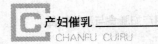
感觉到口干舌燥，或者超过一周仍然出汗不止，说明是气虚不能固表。

调理法：小麦羊肚汤。

可以服用玉屏风散（丸），也可以服用小麦羊肚汤，即取小麦 50 g 用纱布包好，羊肚 200 g 切片，加水后放在一起煮熟，喝汤吃肚片，会起到一定效果。

## 四、乳房肿痛

很多产妇都会遭遇急性乳腺炎，表现为乳房胀痛、乳汁结块、排乳不畅、发烧和怕冷。如果未能及时治疗，就会继续发展成乳房脓肿，最后脓肿破口流出脓液。

调理法：外敷＋药粥。

可用油木梳背部由乳房四周向乳头方向刮摩；也可外用如意金黄散和米醋调开涂抹乳房，随干随换；或把仙人掌去刺后捣成泥外敷，一天敷 2～3 次；也可以服用中药粥，方法是蒲公英 60 g、金银花 30 g 先煎汤，再下粳米 100～150 g，在汤中熬成粥，不拘时喝。

早期症状不重时，产妇可以坚持喂奶，但如果乳房红肿疼痛症状加重，甚至形成脓肿，则应停止喂奶，立刻就医。

## 五、便秘和痔疮

产后长期卧床很容易发生便秘，引起痔疮。加上分娩时会阴伤口的疼痛，很多产妇一想到排便就会有一种恐惧感，也促使便秘形成恶性循环。

调理法：中成药＋药膳。

可以服麻仁润肠丸等润肠类中成药，还可以选择药膳，如取核桃仁 5 个捣烂；桃仁 20 g 去皮捣烂；黑芝麻 20 g 炒熟研烂；蜂蜜 50 mL，与适量粳米煮粥，早晚喝。

## 六、小便不利

产后气虚，导致产妇排尿功能障碍，发生排尿困难，或小便次数增多，或排尿不能自行控制。

调理法：产妇可以用温热的生理盐水冲洗外阴，对小腹施以按摩，并点按或艾灸关元穴（肚脐下 3 寸）。如果症状几天后没有缓解，在中医的指导下服用益气利尿的中药，或服用补中益气丸，也有一定的效果。

## 七、哺乳期不适

哺乳期不适主要表现为产后虚弱、乳房胀痛，还可表现为抵抗力低下导致的肠胃不适、感冒等。

### 1. 调理方法

（1）身体虚弱的孕妇以及产后虚弱的补养方法：取当归 5 g、黄芪 3 g、通草 5 g，每天用这三味中药煮成一碗药汁，在给孕妇或产妇做的各种食物中加上一勺。这样中药的气味不重，又能起到补气血、通乳的作用。同时，三味中药的用量都不大，适合身体虚弱的人慢慢调补，而且不易上火。

（2）固元膏的制作方法虽然麻烦一些，但它补血、补肾、润肠通便、安神的效果非常好，此方适合一切虚症，尤其是产妇产后及时服用，能消除产后多汗、缺乳、腰酸背痛、体质虚弱等气虚症状。

（3）梳腋下和推脚背：每天晚上临睡前，用刮痧板或梳子的背面沿着腋下向下轻刮至腰部，两侧各 30 下，可以疏肝理气、疏通经络，利于产后的下奶。泡完脚后，在脚背处，沿着第 2、3、4 脚趾往上推，这个部位是乳腺的反射区，每天每只脚往上推 100 下，可以有效地疏通乳腺管，保证下奶的通畅。

哺乳期间需要服药的，一定要遵照医嘱谨慎服药。

### 2. 食疗食材

（1）田七蒸鸡

1）营养分析：大补气血。适用于产后血虚、面色萎黄及久病体弱等症。母鸡肉蛋白质的含量较高，种类多，而且消化率高，很容易被人体吸收利用，有增强体力、强身壮体的作用。母鸡肉含有对人体生长发育有重要作用的磷脂类，是国人膳食结构中脂肪和磷脂的重要来源之一。母鸡肉对营养不良、畏寒怕冷、乏力疲劳、月经不调、贫血、虚弱等有很好的食疗作用。

2）制作方法

①鸡宰杀后洗净，剁成长方形小块，分 10 份分装碗内。

②将田七一半研末备用，另一半蒸软后切成薄片。

③田七片分放于盛鸡的碗内，并摆葱段、姜片各少许于田七片上，再分别加入清汤、黄酒、盐，上笼蒸约 2 h。

④出笼后去葱、姜，加味精，并将余下之田七粉分撒于各碗的汤中。

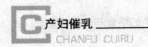
（2）黄花鱼粥

1）营养分析：黄花鱼含有丰富的蛋白质、矿物质和维生素，具有健脾开胃、安神止痢、益气填精之功效，对贫血、体质虚弱及妇女产后体虚有良好疗效；黄花鱼含有丰富的微量元素硒，能清除人体代谢产生的自由基，能延缓衰老。大米具有很高营养功效，是补充营养素的基础食物；大米可提供丰富 B 族维生素，具有补中益气、健脾养胃的功效。

2）制作方法

①将米洗净，用精盐腌拌，器皿内加水烧滚后下米，高火煮 12 min，先煮成粥。

②黄花鱼去鳞和内脏，洗净，用精盐稍拌，放在锅内煎至两面焦黄时，加入 1 汤碗清水，将鱼熬熟取出。

③将米粥和黄花鱼汤混煮即可。

# 第四节　哺乳期产妇饮食调养的禁忌

**培训目标**

1. 掌握产妇饮食调养的禁忌。

2. 能够避免发生营养方面的错误。

## 一、过早大量喝汤

分娩后，家里人少不了给产妇炖一些营养丰富的汤，如鲫鱼汤、猪蹄汤、排骨汤等，认为这样可以补充营养，促进身体早些康复，还可使母乳多分泌些，使婴儿得到充足的母乳。

但如果婴儿刚刚出生就让产妇大量喝汤，容易使产妇大量分泌母乳，而刚刚出生的婴儿胃容量小，吸吮力也较差，吃得也少，过多的母乳会淤滞于乳腺导管中，导致乳房发生胀痛。加之产妇的乳头比较娇嫩，容易发生破损，一旦被细菌感染就会引起乳腺感染，乳房出现红、肿、热、痛，甚至化脓，不仅使产妇痛苦，还会影响正常哺乳。

纠错：产后不宜过早催乳，适宜在分娩 1 周后逐渐增加喝汤的量，以适应婴儿进食量渐增的需要。即使在 1 周后，也不可无限制地喝汤，正确做法以不引起乳房胀痛为原则。

## 二、给产妇喝浓汤

这里所说的浓汤，是指给产妇做的脂肪含量很高的汤，如猪蹄汤、肥鸡汤等，有人认为这样的汤营养丰富，最有补养效果。殊不知，产妇食用过多高脂肪食物，会使母乳中的脂肪含量增加，而这种高脂肪母乳不能让婴儿很好地吸收营养，还容易使婴儿发生腹泻。同时，产妇摄取过多的高脂肪，容易引起身体发胖，使身材难以尽快恢复。

纠错：应该给产妇多喝一些富含蛋白质、维生素、钙、磷、铁、锌等营养素的清汤，如精肉汤、蔬菜汤、蛋花汤、鲜鱼汤等。提醒一点，汤和肉要一同吃，这样才能真正摄取到营养。

## 三、喝红糖水太久

有些人觉得，产妇在分娩后元气大损，多吃一些红糖可以补养身体。红糖固然具有益气养血、健脾暖胃、驱散风寒、活血化瘀的功效，可以帮助产妇补充碳水化合物和补血，促进恶露排出，有利于子宫复位，但不可因红糖有如此多的益处，就认为吃的越多越好。

过多饮用红糖水，不仅会损坏产妇的牙齿，如果在夏天里坐月子的产妇喝得过多，还会导致出汗过多，使身体更加虚弱，甚至引起中暑。另外，红糖水喝得过多，会增加恶露中的血量，造成产妇继续失血，反而引起贫血。

## 四、剖腹产术前吃高级补品

有些产妇一听说自己需要做剖腹产手术分娩，便开始在手术前大吃特吃高级滋补品，如高丽参、西洋参及鱼类食品等，以为这样会使身体恢复得更快一些，以免伤了元气。但参类补品中含有的人参苷成分，具有强心及兴奋作用，如果在手术前滥用，手术时很难与医生配合，刀口也较容易发生渗血，不仅会影响手术正常进行，还会影响产后休息。鱼类含有丰富的有机酸物质 EPA，具有抑制血小板凝集的作用，不利于术后止血与创口愈合。

纠错：剖腹产术是一个小手术，不会对身体有很多损伤，没有必要滥用高级补品。

## 五、剖腹产术后吃胀气食物

有些产妇刚做完剖腹手术，家人便开始给其提供大量牛奶、糖类、黄豆、豆浆、淀粉等食物。这些食物食用后会促使肠道产气，使产妇发生腹胀。剖腹产手术会使肠肌受到刺激，导致肠道功能受抑，肠蠕动减慢，肠腔内有积气，容易在术后产生腹胀。所以，术后过多食用这些食物会加重腹胀，也不利于伤口愈合。

纠错：不要给产妇进食这些胀气食物，6 h 后适宜食用一些排气类食物，如萝卜汤等，以增强肠蠕动，促进排气。待 24 h 胃肠功能恢复后，进食流食 1 天，如蛋汤、米汤等。当

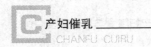

产妇排气后，饮食可由流食改为半流食，适宜进食富有营养并易消化的食物，如蛋汤、烂粥、面条、馄饨等，然后依产妇体质把饮食逐渐恢复到正常。

## 六、月子里饮用茶水

虽然茶水也是一种很好的饮料，但月子里的产妇不宜喝茶水。产妇在分娩之后体力消耗很大，身体气血双虚，应该注意补血及保持良好的睡眠，以尽快恢复体力。茶水中含有鞣酸，它可以与食物中的铁相结合，影响肠道对铁的吸收，促使产妇发生贫血。而且，茶水越浓，鞣酸含量越高，对肠道吸收铁的影响越大。

另外，茶叶中含有的咖啡因在饮用后，会刺激大脑兴奋，不容易入睡，影响产妇的睡眠，不利于身体恢复。同时，茶水里的咖啡因还可以通过乳汁进入婴儿体内，使婴儿发生肠痉挛，出现无由啼哭的现象。

纠错：新鲜果汁及清汤对产妇是一种很好的饮料，其中既富含维生素，又富含矿物质，可以促进产妇身体恢复，特别是夏天坐月子。

## 七、产妇吃巧克力

有些产妇很喜欢吃巧克力，以为生完孩子之后就可以毫无顾忌地吃。而研究表明，给新生儿喂奶的产妇，如果过多食用巧克力，会对婴儿的生长发育产生不良影响。因为巧克力中所含的可可碱能够进入母乳，通过哺乳被婴儿吸收并蓄积在体内。久而久之，可可碱会损伤婴儿的神经系统和心脏，并使肌肉松弛，排尿量增加，导致婴儿消化不良，睡觉不稳，经常爱哭闹。

纠错：在哺乳期间可以偶尔吃一点巧克力，但要注意食用的量，不宜经常食用。

## 八、刚生完孩子就节食减肥

有些产妇生完孩子后体重增加了不少，跟孕前大不相同。为了恢复以往的苗条身材，刚生完孩子就开始迫不及待地节食。这种做法不仅损害产妇自身的健康，不利于身体康复，而且也不能保证为婴儿提供足够的营养。

产妇所增体重大多是脂肪和水分，如果给孩子哺乳，增加的脂肪不一定够用，还需动用身体里原来储存的脂肪。而且，节食使产妇不能保证每天吃到各种营养丰富的食物，使身体保持一定的热量，由此不能满足婴儿的营养需要，保证自身的康复。

纠错：产后不宜采取节食的方法减肥，特别是哺乳者。如果体重过重，可以在专业人士指导下进行适宜的健身锻炼。在饮食上，多吃一些蔬菜有利于身体减重。

## 九、吃硬、咸、生冷食物

产妇在产后身体虚弱，活动量较小，吃硬食容易造成消化不良。咸食中含盐较多，容易引起产妇体内水钠潴溜，造成浮肿；夏季坐月子，产妇大多喜欢吃生冷食物，如冰淇淋、冰镇饮料和过凉的拌菜等，但产后过早食用这些食物，不仅会影响牙齿和消化功能，还容易损伤脾胃，不利于恶露排出。另外，产妇的胃肠功能较弱，过饱进食会影响胃口和消化食物的功能。

纠错：避免吃过凉的饮食和咸食，但也不可忌盐，产后排汗、排尿增多，体内盐分丢失增多，需要摄取适量的盐。月子里适宜少食多餐，每天进餐 5～6 次。

## 十、产后服用鹿茸

鹿茸具有补肾壮阳、益精养血之功效，对于子宫虚冷、不孕等妇科阳虚病症具有较好的作用。因此，很多人认为，产后服用鹿茸会有利于产妇身体尽快康复。但产妇在产后容易阴虚亏损、阴血不足、阳气偏旺，如果服用鹿茸会导致阳气更旺，造成血不循经等阴道不规则流血症状。

纠错：产妇不宜服用鹿茸，如果身体虚弱，可以在中医指导下服用一些适宜的药膳或保健品调理体质。

# 第五节 哺乳期产妇减肥瘦身的原则

**培训目标**

1. 掌握产妇减肥瘦身的原则。
2. 能够指导产妇快速恢复体型。

## 一、在婴儿出生后 6 周再开始减肥

婴儿出生后的 6 周是产妇身体恢复的重要时期，也是婴儿成长非常迅速的时期，产妇需要充足的营养来保证身体恢复，并为婴儿提供最好的照顾。这段时间，产妇的饮食特点

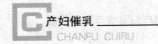
最好是营养丰富、好消化。同时，荤素搭配、主食充足，并输入足够的汤汁水分。学习正确的哺乳技巧，增加吸吮次数，按需哺乳，都能帮助产妇避免出现母乳不足的情况。

在婴儿出生 6 周后，产妇的身体已经基本复原，和婴儿也建立了较为稳定的母乳喂养模式，产妇就可以通过健康的饮食习惯来慢慢调整体重了。这个过程有时需要 10 个月到 1 年的时间，最好的速度是每周减重 0.5～1 kg。因为短时间过快的体重变化，不仅会让产妇的身体吃不消，还可能会影响产妇的乳汁质量，从而影响婴儿的成长。其实，坚持母乳喂养就会消耗产妇大量的能量，所以，当产妇给婴儿断奶时，往往会发现自己已经恢复了苗条的身材。

## 二、控制能量平衡，养成正确的饮食习惯

很多人曾听说过，人会发胖就是因为能量摄入大于消耗，导致多余的能量变成脂肪储存起来，而控制能量的基本方法就是养成正确的饮食习惯。由于给婴儿喂奶会使产妇消耗大量的能量，所以，这本身就是在帮产妇减肥。

无论产妇是否减肥，养成"早吃好、午吃饱、晚吃适量"的饮食习惯都是有益的。早餐是一天中必不可少的，不吃早餐会让产妇更容易发胖。因为经过一夜的消耗，产妇的身体有 10 多个小时没有补充能量，尤其是产妇多半还要夜里起来喂 2～3 次奶，到了早上，产妇非常需要含丰富碳水化合物的早餐来重新补充、储藏能量。不吃早餐或早餐吃得少，会让产妇在午餐时出现明显的饥饿感，而在中午吃下过多的食物，多余的能量就会在体内转化为脂肪。同时，产妇的早餐也是早上母乳充足的重要保证。

午餐一定要吃饱。中午不吃饱，晚上必然饿，"晚吃适量"就难以做到了。

晚餐要适量，而且晚餐不要吃甜食、油炸食品，最好保证足够的汤汁，不一定是荤汤，可以是稀饭或蔬菜汤。如果婴儿还不能整夜睡觉，产妇还可以在睡前再喝一杯奶。但是，因为晚上运动减少，如果早中餐没有吃好，导致晚餐吃得过多，就会造成能量过多，储存转化成脂肪，不利于产妇的减肥。

## 三、适量的运动很重要

适量的运动对保持身体健康很重要，如果产妇是一个人带婴儿，那产妇每天的运动量已经不少了；如果有人帮忙，那产妇在保证睡眠的基础上最好再花至少半小时去做运动，一般选择在晚上比较适合，比如在吃过晚饭后半小时快步走，持续的快步走远比短时的速跑更消耗能量，有助于减肥。而且晚饭后锻炼可以消耗体内多余热量。

## 四、不吃甜食

糖是能量的主要来源之一，但是，饮食中多是由主食（米面）中的淀粉来提供的，而甜食多为单糖和双糖，容易迅速提升血糖浓度。如果过多进食甜食，就可能诱发胰腺释放大量胰岛素，促使葡萄糖转化成脂肪。

## 五、进食速度要慢

产妇可以在吃饭时增加咀嚼次数，细嚼慢咽，这样不仅有利于产妇分泌更多的唾液和胃液对食物进行消化，而且有利于产妇减少进食。食物进入人体，血糖升高到一定水平，大脑食欲中枢就会发出停止进食的信号，而过快进食，在大脑发出停止进食信号前，可能产妇已经吃下过多的食物了。所以，进食速度要慢，可以避免产妇吃得过饱。产妇也可以考虑少食多餐的方式。

## 六、保证食物的多样性

注意食物的多样性，至少不要连续2天吃同样的食物，有利于为产妇保证营养的均衡，使产妇有充足的母乳满足婴儿的健康需要。产妇每天的食物需要包括：一日三餐中主食至少要保证300 g以上，蔬菜至少保证在400 g左右，每天一个新鲜的水果，并有奶类、蛋、豆类、肉类（鱼、鸡、畜肉）。同时，适当吃到肝脏、血制品等，还有菇类、木耳和每周2～3次的粗粮，以及适量的坚果。当然，每天足量的汤汁对产妇的乳汁分泌也是非常必要的。

总之，哺乳期注意健康饮食、合理运动及正确的饮食方法，可以帮产妇顺利完成母乳喂养，同时早日恢复到理想的体重。

### 本 章 习 题

1. 产妇每天的平衡膳食推荐摄入量是多少？
2. 写出三种常用的催乳食方。
3. 哺乳期产妇四季食谱的设计原则是什么？
4. 哺乳期产妇饮食调养的禁忌有哪些？
5. 哺乳期产后的减肥瘦身原则是什么？

**本章纪要**

# 第八章 回乳

## 引 导 语

通过对回乳知识和技巧的学习，了解产妇最佳的回乳时间和成功回乳的方法，掌握回乳的食材和药材的使用方法，能够使产妇成功回乳，并能帮助产妇保持乳房的完美形态。

## 第一节 回乳的原因

**培训目标**

1. 掌握产妇需要回乳的原因。
2. 明确婴儿患有哪些疾病产妇需要回乳。

## 一、产妇方面

### 1. 身体原因

一般来说，产妇出现以下情况需要回乳：

（1）如果产妇患有肝病大三阳，一般不建议哺乳。如果检验得出大三阳产妇的乳汁中肝病病毒 DNA 含量在正常范围，可以选择哺乳。如果产妇是肝病小三阳，可以哺乳，因为不但不会致病，而且还有利于刺激婴儿产生病毒抗体，获得免疫力。

（2）产妇患有妊娠期高血压，产后病情严重，分娩时或产后发生出血休克等重症状态。

（3）产妇正在使用可能对婴儿有害的药物，如患有肿瘤正在进行化疗等情况。

### 2. 其他原因

随着婴儿慢慢长大，对于各种营养素要求越来越多。而产妇由于身体恢复，分泌出的乳汁无法完全满足婴儿的需求。同时，由于需要上班等其他原因，需要给婴儿断奶。

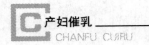

## 二、婴儿方面

### 1. 婴儿患有疾病

（1）婴儿遗传了苯丙酮尿症（PKU）。婴儿肝脏中苯丙氨酸羟化酶发生缺陷，无法把母乳等食品中的苯丙氨酸转变成为酪氨酸，会导致苯丙氨酸及其代谢产物的升高而造成智力发育迟缓、小脑畸形等严重后果。这类婴儿需要吃苯丙氨酸含量很低的特制配方奶。

（2）婴儿遗传了半乳糖血症，不能将母乳中的乳糖分解成半乳糖，导致半乳糖及其氧化还原产物在体内积累，造成肝肿大、白内障、智力发育不良等严重后果。这类婴儿要改喂豆浆、米糊等食物，并且添加各种维生素。

（3）婴儿对乳糖不耐受，肠道内先天性缺乏乳糖酶，分解不了母乳中的乳糖，而产生腹痛、腹泻、腹胀症状。

### 2. 已到断奶期

如果婴儿已满一岁，可以选择让其断奶，改食其他乳制品或辅食。

# 第二节　回乳的方法

**培训目标**

1. 了解回奶的最佳时间。
2. 掌握正确回奶方法。

## 一、婴儿断奶的最佳时间

随着婴儿逐渐长大，母乳所供给的各种营养成分已不能满足婴儿生长发育的需要，婴儿断奶的最佳时间是在 8～10 个月，完全断奶的最佳时间是在 10～12 个月。最好是在春天或秋后的凉爽季节，因为这时气候宜人，蔬菜水果又很丰富，婴儿比较容易适应。有的产妇在婴儿只有 4 个月左右时就必须上班，医生提醒说，最好是能每天给婴儿喂一次母乳，母乳的营养是其他辅食都不能替代的，尤其是在增强免疫力方面。

婴儿断奶最好在 1 岁左右，这是因为，随着婴儿的生长，食量逐渐增大，胃肠道内的消化酶也逐渐增多，6～7个月后又长出了牙齿，消化能力越来越强，对食物和营养也有了新的要求。此外，如果吃母乳过久，婴儿可能因依恋母乳而不愿吃其他食物，这势必造成营养不良，影响婴儿的生长发育。

## 二、回奶的方法

主要有自然回奶及人工回奶两种。一般来讲，因哺乳时间已达 10 个月至 1 年而正常断奶者，常可使用自然回奶方法；而因各种疾病或特殊原因在哺乳时间尚不足 10 个月时断奶者，则多采用人工回奶方法。另外，正常断奶时，如果母乳过多，自然回奶效果不好时，亦可使用人工回奶方法。

### 1. 自然回奶

自然回奶，即循序渐进逐渐减少喂奶次数，缩短喂奶时间，尽量避免对乳房乳头的刺激。同时，应注意少进汤汁及下奶的食物，使乳汁分泌逐渐减少以致全无。

### 2. 人工回奶

人工回奶，即用各种回奶药物使乳汁分泌减少的方法。

（1）西药

可口服或肌肉注射雌激素类药物，主要有：

1）口服己烯雌酚，每次 5 mg，每天 3 次，连服 3～5 天。

2）肌肉注射苯甲酸雌二醇，每次 2 mg，每天 2 次，连续注射 3～5 天。

3）产妇口服维生素 $B_6$，每天 600 mg，有 93％的产妇在一周内回乳成功。

特别提示：应尽量避免使用激素类药品或回乳针，因为很容易引起乳房萎缩或乳腺分泌的问题。

（2）中药

口服或外用中药类回奶药亦可有较好效果，主要有：

1）炒麦芽 120 g，加水煎汤，分 3 次温服。

2）花椒 6 克，加水 400 mL，浸泡后煎水浓缩 200 mL，加红糖 30～60 g，在断乳当天趁热一次饮下，每天 1 次，1～3 天可回乳。

3）蒲公英、炒麦芽各 60 g，神曲 30 g，花椒 15 g，放入锅内，加 3 碗清水，煎至 2 碗，取药液混匀，每天 1 剂，早晚分服。

4）焦山楂、炙神曲、炒麦芽各 30 g，放入锅内，加 3 碗清水，煎至 2 碗，即可服用，每天 1 剂，多次水煎，当茶频频饮用，连用 2～3 天。

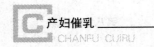
5）先将乳汁吸出，每侧用芒硝 80～100 g，置于纱布袋中，外敷于乳房上，用布条或胸罩固定，潮解后需及时更换，每天 1～2 次。

# 第三节 成功回乳的技巧

**培训目标**

1. 学会成功回乳的方法。

2. 牢记产妇在回乳时的注意事项。

## 一、成功回乳

断奶不仅仅是产妇和婴儿的事，在这个过程中，爸爸也起着关键的作用。

1. 循序渐进，自然过渡

断奶的时间和方式取决于很多因素，每个产妇和婴儿对母乳的感受各不相同，选择的方式也因人而异。

（1）快速断奶

如果产妇已经做好了充分的准备，产妇和婴儿也都可以适应，断奶的时机便已成熟，产妇可以很快给婴儿断掉母乳。

（2）逐渐断奶

如果婴儿对母乳依赖很强，快速断奶可能会让婴儿不适，如果产妇非常重视哺乳，又天天和婴儿在一起，突然断奶可能有失落感，因此，可以采取逐渐断奶的方法。

2. 少吃母乳，多吃牛奶

开始断奶时，可以每天都给婴儿喝一些配方奶，也可以喝新鲜的全脂牛奶。需要注意的是，尽量鼓励婴儿多喝牛奶，但只要婴儿想吃母乳，产妇不该拒绝。

3. 断掉临睡前和夜里的奶。

4. 减少对产妇的依赖，爸爸的作用不容忽视。

5. 培养婴儿良好的行为习惯。断奶前后，产妇因为心理上的内疚，容易对婴儿纵容，要抱就抱，要啥给啥，不管婴儿的要求是否合理。但要知道，越纵容，婴儿的脾气越大。

注意：断奶期间婴儿不良的饮食习惯是断奶方式不当造成的，可不是婴儿的过错。断奶期间要让婴儿学习用杯子喝水和饮果汁，自己学习用小勺吃东西，这能锻炼婴儿独立生活能力。

## 二、回乳时注意事项

1. 逐渐减少喂奶次数。
2. 缩短喂奶时间。
3. 切忌断续让婴儿吸吮乳头或因胀痛而挤奶。

# 第四节　回乳食方和药方

**培训目标**

1. 熟悉有回乳作用的食材。
2. 能够制作回乳食方。

## 一、回乳的食物

1. 蔬菜类：芹菜、苦瓜、黄瓜、大蒜、韭菜、笋子、洋葱、绿花椰菜、菠菜、豆芽菜、芦笋等。
2. 水果类：山楂、香蕉、柿子、芭乐、葡萄柚、橘子、梨子、莲雾等。
3. 肉类：螃蟹、田螺、鸽子等。
4. 中药：生（炒）麦芽水、人参、薄荷、花椒、山栀、银杏等。
5. 其他：柿饼、咖啡、菊花茶、巧克力等。

---

**温馨提示**

回乳还可以吃以下食物：

1. 生冷辛辣的东西：啤酒、茶叶、藿香正气水、巧克力等。
2. 味酸的蔬菜：马齿苋、黄瓜、冬瓜、苦瓜、菜瓜等。

另外：生冷辛辣的东西，吃多了对人体会产生不好的影响，产妇在回乳之后，要适当控制住自己的嘴巴，不要太贪吃。

---

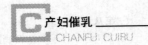

## 二、回乳食方

### 1. 麦芽粥

原料：粳米 100 g，炒麦芽 30 g。

调料：枳壳 6 g，红糖适量。

做法：

(1) 粳米淘洗干净。

(2) 锅置火上，放适量清水，加入炒麦芽，枳壳煎煮、去渣，放入粳米煮粥，等粥熟时，加入红糖搅拌溶化即可。

营养分析：熟麦芽有回乳的作用。枳壳有理气宽中、消胀除懑的作用。此粥有回乳作用。适于婴儿断乳，需停乳者食用。每天 1 剂，连食 5~7 天。

### 2. 豆浆

原料：豆浆、砂糖适量。

制作方法：砂糖加入豆浆内，混合用之。

### 3. 山楂麦芽汤

制作方法：

(1) 山楂片、芡实、炒麦芽、薏苡仁一同装入纱布袋内，扎紧。

(2) 锅里倒入清水适量，放入料袋，放在旺火上烧开，转用文火煮半小时，除去料袋，加入红糖调味即成。

营养分析：小麦有养心、益肾、除热、止渴的功效，主治脏躁、烦热、消渴、泻痢、痈肿、外伤出血及烫伤等。薏米有促进新陈代谢和减少胃肠负担的作用，并有利水渗湿、健脾、除痹、清热排脓之功效。芡实含有丰富的淀粉，可为人体提供热能，并含有多种维生素和碳物质，保证体内营养所需成分，具有固肾涩精，补脾止泄，利湿健中之功效。

## 本 章 习 题

1. 产妇在什么情况下需要回乳？

2. 回乳有哪些方法？

3. 如何能做到成功回乳？

4. 写出三种回乳的食方。

**本章纪要**